Allen Carr

John Dicey

Endlich Schluss mit Frustessen!

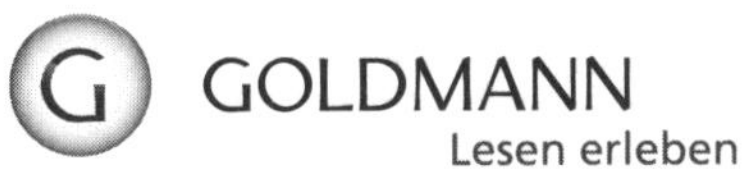

Buch

Eine Tafel Schokolade ist schnell verputzt, wenn beruflicher und privater Stress an den Nerven zehren. Und während sich abends auf der Couch Einsamkeit breitmacht, wird aus der wohlverdienten Handvoll Chips nebenbei eine ganze Tüte. Emotionales Essen nennt man das Phänomen, wenn wir ohne echten Hunger über die Stränge schlagen, um negative Gefühle wie Stress, Langeweile oder Trauer abzudämpfen. Nach derlei Essanfällen empfinden wir Reue, denn Frustessen ist ungesund und führt zu Gewichtsproblemen. Mit Allen Carrs berühmter Easyway-Methode gelingt es mühelos, mit Heißhungerattacken langfristig Schluss zu machen und zu einem entspannten, gesunden Essverhalten zu finden.

Autoren

Allen Carr hat mit seinen Büchern weltweit Millionen von Menschen von Süchten befreit, darunter Nikotin, Alkohol und schlechter Ernährung.
John Dicey ist der dienstälteste Suchttherapeut und internationale Direktor des Allen-Carr's-Easyway-Institut.

Außerdem von Allen Carr im Programm

Endlich Nichtraucher! für Lesemuffel (16964)
Endlich Nichtraucher! für Frauen (16542)
Endlich Nichtraucher! für Eltern (13893, nur als E-Book)
Endlich Nichtraucher! ohne Gewichtszunahme + CD (17319)
Für immer Nichtraucher! (16293)
Endlich Nichtraucher! Quick & Easy (17439)
Endlich Nichtraucher! Weg mit dem Aschenbecher (15675; nur als E-Book)
Endlich Nichtraucher! der Erfolgsplan (17633)
Endlich Wunschgewicht! (17380)
Endlich Wunschgewicht! + CD (17553)
Endlich Wunschgewicht! für Frauen (17732)
Endlich ohne Alkohol! (17391)
Endlich ohne Alkohol! frei und unabhängig +CD (17634)
Endlich frei von Flugangst! (13892, nur als E-Book)
Endlich ohne Zucker! (17711)
Endlich ohne Zucker! für Lesemuffel (17807)
Endlich Nichtraucher! Das Boot-Camp (17838)
Endlich handyfrei (17886)

Allen Carr
John Dicey

Endlich Schluss mit Frustessen!

Der einfache Weg zu einem Leben ohne Heißhungerattacken und Gewichtsproblemen

Aus dem Englischen
von Annika Tschöpe

GOLDMANN

Die englische Originalausgabe erschien 2019 unter dem Titel »Allen Carr's Easy Way To Quit Emotional Eating« bei Arcturus Publishing, London.

Alle Ratschläge in diesem Buch wurden von den Autoren und vom Verlag sorgfältig erwogen und geprüft. Eine Garantie kann dennoch nicht übernommen werden. Eine Haftung der Autoren beziehungsweise des Verlags und seiner Beauftragten für Personen-, Sach- und Vermögensschäden ist daher ausgeschlossen.

Wir haben uns bemüht, alle Rechteinhaber ausfindig zu machen, verlagsüblich zu nennen und zu honorieren. Sollte uns dies im Einzelfall aufgrund der schlechten Quellenlage bedauerlicherweise einmal nicht möglich gewesen sein, werden wir begründete Ansprüche selbstverständlich erfüllen.

Sollte diese Publikation Links auf Webseiten Dritter enthalten, so übernehmen wir für deren Inhalte keine Haftung, da wir uns diese nicht zu eigen machen, sondern lediglich auf deren Stand zum Zeitpunkt der Erstveröffentlichung verweisen.

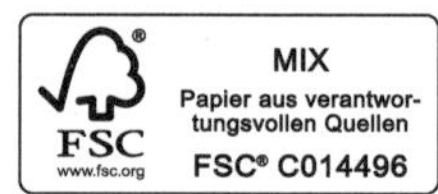

Penguin Random House Verlagsgruppe FSC® N001967

1. Auflage
Deutsche Erstausgabe Dezember 2021

Umschlag: Uno Werbeagentur, München
Umschlagmotiv: © FinePic®, München
Redaktion: Antonia Zauner
Satz: Uhl+Massopust, Aalen
Druck und Bindung: GGP Media GmbH, Pößneck
Printed in Germany
GS · IH
ISBN 978-3-442-17902-2

Besuchen Sie den Goldmann Verlag im Netz

Für alle Menschen, die sich vom emotionalen Essen befreit haben und persönlich bestätigen können, dass die Easyway-Methode funktioniert. Ohne sie wäre dieses Buch nicht möglich gewesen.

Vielen Dank auch an Tim Glynne-Jones für redaktionelle Ergänzungen.

Inhalt

Vorwort

Allen Carr war über 30 Jahre lang Kettenraucher. Nach zahllosen vergeblichen Aufhörversuchen konnte er sich 1983 endlich von seiner Sucht befreien. Statt 60 bis 100 Zigaretten pro Tag rauchte er dann keine einzige mehr – ganz ohne Entzugssymptome, ohne Willenskraft und ohne dabei zuzunehmen. Er hatte entdeckt, worauf die ganze Welt gewartet hatte: eine einfache Methode, mit dem Rauchen aufzuhören. Fortan widmete er sich dem Ziel, alle Raucherinnen und Raucher dieser Welt von ihrer Nikotinsucht zu befreien.

Dank des phänomenalen Erfolgs seiner Methode gilt er mittlerweile als weltweit führender Experte in Sachen Rauchstopp, und sein Netzwerk von Zentren umspannt heute den ganzen Globus. Sein erstes Buch, *Endlich Nichtraucher*, hat sich mehr als 14 Millionen Mal verkauft, ist nach wie vor ein internationaler Bestseller und wurde in über 40 Sprachen übersetzt. In Allen-Carr's-Easyway-Zentren haben Hunderttausende erfolgreich mit dem Rauchen aufgehört. Wer dort nicht mühelos von den Zigaretten loskommt, erhält sein Geld zurück.

Mit der unvergleichlichen Easyway-Methode von Allen Carr lassen sich diverse Probleme wie Übergewicht, Alkoholismus, Überschuldung, Zuckersucht und noch vieles mehr besiegen.

Weitere Informationen über die Easyway-Methode von Allen Carr finden Sie unter **www.allen-carr.de**

Einführung

Von John Dicey, weltweiter Geschäftsführer und leitender Therapeut, Allen Carr's Easyway

- Belohnen Sie sich regelmäßig mit Essen?
- Essen Sie, um sich zu trösten oder sicher zu fühlen? Oder beschränken Sie Ihre Nahrungsaufnahme, weil Ihnen das ein Gefühl von Kontrolle gibt?
- Essen Sie mehr, wenn Sie gestresst oder traurig sind?
- Essen Sie auch dann noch weiter, wenn Sie eigentlich satt sind?
- Verzichten Sie manchmal oder häufig ganz aufs Essen?
- Erleben Sie oft oder gelegentlich regelrechte Essattacken?
- Wünschen Sie sich manchmal, Sie könnten dem Drang zu essen widerstehen? Oder können Sie sich kaum zum Essen überwinden?
- Haben Sie schon einmal Nahrung gezielt von sich gegeben (z. B. durch absichtlich herbeigeführtes Erbrechen, Missbrauch von Abführmitteln, Diuretika oder Klistiere), oder es in Betracht gezogen?
- Haben Sie das Gefühl, dass Sie Ihrem Essverhalten hilflos ausgeliefert sind?

Wenn Sie eine dieser Fragen mit »Ja« beantwortet haben, deutet das darauf hin, dass Ihr Umgang mit Essen für Sie belastend ist und Stress verursacht. Ihr Appetit und Ihre Verdauung werden durch negative Gefühle in ihrer Funktion beeinträchtigt und verzerrt.

Allerdings hat dieses Buch nicht die Absicht, Sie in eine bestimmte medizinische oder psychologische Schublade zu stecken. Alle genannten Symptome können auf unterschiedliche diagnostizierbare Störungen hindeuten.

Das Spektrum erstreckt sich von »emotionalem Essen« (häufig als »emotionales Überessen« bezeichnet) bis hin zu weitaus besorgniserregenderen Störungen wie Binge-Eating, Bulimie, Magersucht oder »atypische Ernährungs- oder Essstörungen«, auch bekannt als OSFED (Other Specified Feeding or Eating Disorder).

Dabei handelt es sich um ernstzunehmende psychische Erkrankungen, die jeden Menschen unabhängig von Alter, Geschlecht oder Hintergrund treffen können. Wenn Sie den Eindruck haben oder fürchten, an einer solchen schweren Form zu leiden, ist es ganz wichtig, dass Sie ärztlichen Rat einholen. Sprechen Sie Ihre Sorgen unbedingt offen an, auch wenn Ihnen das verständlicherweise unangenehm sein könnte.

Falls Sie noch nicht so weit sind, können Sie sich in einem ersten Schritt anonym an eine der vielen hervorragenden gemeinnützigen Einrichtungen und Hilfsorganisationen wenden. Dort wird man Ihnen wohlwollend, mitfühlend, verständnisvoll, vorurteilsfrei und kompetent zuhören. Oft ist es bereits von unschätzbarem Wert, wenn man sich einem anderen Menschen anvertrauen kann.

Dieses Buch maßt sich keinesfalls an, bei Problemen wie Binge-Eating, Bulimie oder Magersucht die Hilfe und Unterstützung durch medizinische Fachkräfte ersetzen zu können. Allerdings ist es durchaus in der Lage, Ihnen die Zusammenhänge zwischen Nahrungsaufnahme und Ihren Gefühlen zu verdeutlichen.

Ganz gleich, in welcher Lage Sie sich befinden, der Inhalt dieser Seiten wird in keiner Weise zu Ihrem Schaden oder Nachteil sein, kann Ihnen jedoch dabei helfen, die Tür zum Gefängnis des emotionalen Essens aufzustoßen.

Der Definition nach bedeutet emotionales Essen, dass man nicht aus Hunger isst, sondern um negative Gefühle abzustellen. So entsteht eine komplexe, unglückliche Beziehung zu Nahrungsmitteln, eine Neigung zum übermäßigen Essen und zur Gewichtszunahme, der die Betroffenen hilflos ausgeliefert sind, sodass sie sich dafür verachten. Vielleicht haben Sie schon einmal vergeblich versucht, Ihr Essverhalten mit Diäten oder Verzicht in den Griff zu bekommen. Um Erfolg zu haben, brauchen Sie jedoch eine Methode, die Ihnen deutlich macht, dass emotionales Essen keine körperlichen, sondern zahlreiche psychologische Ursachen hat, und Ihnen zeigt, wie man diese behebt.

»WIE UM ALLES IN DER WELT SOLL MIR EINE NICHTRAUCHER-METHODE HELFEN?«

Das ist eine gute Frage. Vor rund 20 Jahren hatte ich ein großes Problem. Ich war süchtig nach Zigaretten. Nicht nur das, ich rauchte 80 Stück am Tag und hatte jegliche Hoffnung aufgegeben, jemals damit aufhören zu können. Ich ahnte nicht, dass die Ursache für mein Leid fast ausschließlich psychologischer Natur war – genau wie die Lösung. Ich rauchte nicht gerne, war aber überzeugt davon, das sei nun mal mein Schicksal, und nichts konnte mich vom Gegenteil überzeugen.

Allerdings hatte ich Glück, denn meine Frau gab sich nicht so leicht geschlagen. Ich ließ mich von ihr dazu überreden, das Allen-Carr-Zentrum in London aufzusuchen, während sie mir im Gegenzug versprach, mich mindestens zwölf Monate lang in Ruhe weiterrauchen zu lassen, wenn ich nach dem Besuch immer noch überzeugter Raucher wäre.

Nach meinem ersten Seminar war ich mir jedoch ganz sicher, dass ich niemals wieder rauchen würde. Das überraschte niemanden mehr als mich selbst – höchstens vielleicht meine Frau.

Wenn ich aufgeschlossener gewesen wäre, hätte mich der Erfolg allerdings nicht so erstaunt. Schließlich hatte Allen damals mit seinen Zentren und Büchern bereits Millionen von Menschen zum Aufhören verholfen. Alles sprach für die Easyway-Methode, doch als Kettenraucher, dessen gesamte Existenz sich nur um »die nächste Zigarette« drehte, konnte ich das nicht erkennen.

Im Nachhinein muss ich zugeben, dass ein Teil von mir die Wahrheit nicht sehen wollte. Erst die persönliche Erfahrung, die mein Leben veränderte, konnte mich überzeugen. Damals ahnte ich nicht, dass Allens unvergleichliche Methode mich zwei Jahrzehnte später auch vor

Typ-2-Diabetes retten würde, indem sie mich von meiner lebenslangen Sucht nach »schlechten Kohlenhydraten« befreite.

DIE EASYWAY-METHODE VON ALLEN CARR VERÄNDERT DAS GANZE LEBEN.

Allen selbst hat über 30 Jahre lang 60 bis 100 Zigaretten pro Tag geraucht. Mit Ausnahme von Akupunktur hatte er alle üblichen und unüblichen Aufhörmethoden ausprobiert, doch stets ohne Erfolg. Deshalb kam er irgendwann genau wie ich zu der Überzeugung »einmal Raucher – immer Raucher«, gab sämtliche Bemühungen auf und machte sich auf einen vorzeitigen Tod gefasst. Dann jedoch entdeckte er etwas, das ihn dazu veranlasste, es noch einmal zu versuchen.

Allen beschrieb das so: »Von einem Tag auf den anderen rauchte ich statt 100 Zigaretten keine einzige mehr – ganz ohne schlechte Laune, Entzugssymptome, Verzicht oder Niedergeschlagenheit. Ganz im Gegenteil, ich fühlte mich unendlich wohl dabei. Schon bevor ich meine letzte Zigarette ausdrückte, war mir klar, dass ich endlich Nichtraucher geworden war. Seitdem habe ich nie wieder den Drang verspürt, mir eine Zigarette anzustecken.«

Das war für Allen eine Offenbarung, und er erkannte sofort, dass er eine Methode entdeckt hatte, mit der sich jeder Mensch von der Nikotinsucht befreien kann, und zwar:

- ganz leicht, sofort und mühelos,
- ohne Willenskraft, Hilfsmittel, Ersatzstoffe oder Tricks,
- ohne Niedergeschlagenheit oder Entzugssymptome,
- ohne Gewichtszunahme.

Nachdem sich seine Methode auch bei den Rauchern unter seinen Verwandten und Bekannten bewährt hatte, gab Allen seine gut bezahlte Buchhalterstelle auf und gründete ein Zentrum, um möglichst vielen Menschen beim Aufhören helfen zu können. Seine Methode, die er »EASYWAY« nannte, war so erfolgreich, dass Allen-Carr's-Easyway-Zentren mittlerweile in über 150 Städten in 50 Ländern der Welt zu finden sind. Die Bücher zu seiner Methode sind Verkaufsschlager und wurden bislang in mehr als 40 Sprachen übersetzt; jedes Jahr kommen neue hinzu.

Allen wurde schnell klar, dass seine Methode nicht nur bei Nikotinsucht, sondern bei jeder Droge oder Verhaltensstörung Erfolg versprach. Mittlerweile haben damit zig Millionen Menschen ihre Sucht nach Zigaretten, Alkohol, illegalen Drogen, Zucker und digitaler Technik überwunden. Andere konnten sich von übermäßigem Essen, Glückspiel, Verschwendungssucht oder Flugangst befreien.

Ich war von Allen und seiner unglaublichen Methode so begeistert, dass ich ihn und Robin Hayley (mittlerweile der Vorsitzende von Allen Carr's Easyway) inständig bat, sie in ihrem Kampf gegen den Zigarettenkonsum unterstützen zu dürfen.

Zu meiner großen Freude gelang es mir tatsächlich, sie davon zu überzeugen. Dass ich von Allen und Robin lernen durfte, hat mein Leben unendlich bereichert, und ich schätze mich glücklich, dass Allen nicht nur mein Ausbilder und Mentor, sondern sogar mein Freund wurde.

In den letzten 20 Jahren habe ich persönlich in Allens erstem Zentrum in London mehr als 30 000 Nikotinsüchtige behandelt und leite nun das Team, das die Easyway-Methode von Berlin bis Bogota, von Neuseeland bis New York, von Sydney bis Santiago anbietet. Mittlerweile verbreiten wir die Easyway-Methode auf Video und DVD, in Zentren und Apps, über Computerspiele und Hörbücher, in Online-Programmen, auf Video-on-Demand sowie vielen weiteren Wegen – getreu Allens Wunsch, mit seinem Vermächtnis die bestmögliche Wirkung zu erzielen.

Hinter diesem phänomenalen Erfolg steckt eine einfache Wahrheit – eine Wahrheit, die Allen zufällig entdeckt und an viele Millionen Menschen wie mich weitergegeben hat. Wir alle haben etwas gemeinsam: Keiner von uns hat damit gerechnet, eine derartige Veränderung zu erleben. Wir alle waren skeptisch, glaubten alle den gleichen Illusionen.

Die Wahrheit über Zwangshandlungen wie Rauchen und emotionales Essen wird durch eine sorgfältig orchestrierte Kampagne mit Vertuschungsmanövern und falschen Behauptungen verheimlicht. Wir leben in einer Welt, in der Unwahrheiten jeder Art regieren. Von allen Seiten werden wir durch Organisationen und Personen manipuliert, die uns angeblich helfen wollen, während sie es in Wirklichkeit auf unser Geld abgesehen haben. Die Werbebranche bombardiert uns unablässig mit ihren Botschaften.

Man lockt uns in die Falle und verleitet uns zu Verhaltensweisen, die uns schaden, indem man uns vorgaukelt, diese bedeuteten »Spaß«, »Individualität« und »Entscheidungsfreiheit«. Deshalb verspüren manche Menschen, die eine Sucht oder ein unerwünschtes Verhalten mit Willenskraft abgestellt haben, immer noch das Verlangen danach, manchmal für den Rest ihres Lebens. Sie werden die Überzeugung nicht los, dass sie ein Opfer bringen, etwas »aufgeben«, das ihnen Genuss oder Trost verschafft oder bewirkt, dass sie unterhaltsamer und geselliger sind.

Um sich aus der Falle des emotionalen Essens zu befreien und dauerhaft von den damit verbundenen Problemen verschont zu bleiben, müssen Sie eine einfache Wahrheit erkennen und auf Ihre eigene Situation übertragen.

Dieses Buch wird Ihnen die Wahrheit offenbaren. Dabei handelt es sich nicht um eine Diät. Sie werden hier keine Vorwürfe finden, nicht unter Druck gesetzt und nicht eingeschüchtert werden. Solche Techniken machen das Aufhören sogar noch schwieriger, wie Sie bald erfahren werden. Stattdessen wird Ihnen eine übersichtliche, leicht umsetzbare Methode vorgestellt, mit der Sie Ihr Problem rasch, mühelos und dauerhaft überwinden können. An diesem Buch haben etliche Menschen aus aller Welt mitgewirkt, die früher ebenfalls vom emotionalen Essen betroffen waren und persönlich bestätigen können, dass die Easyway-Methode von Allen Carr tatsächlich funktioniert.

Ich bin persönlich dafür zuständig, dass unsere Bücher

der ursprünglichen Methode von Allen Carr treu bleiben. Man hat mir nahegelegt, als Verfasser der Bücher aufzutreten, die wir seit Allens Tod veröffentlicht haben, doch das halte ich für falsch.

Jedes neue Buch richtet sich nämlich strikt nach Allen Carrs brillanter Easyway-Methode. Für unsere neuen Bücher wurde lediglich das Format ein wenig geändert und aktualisiert, damit sie auf dem neuesten Stand sind und unserer modernen Leserschaft bestmöglich helfen. In unseren Büchern findet sich kein einziges Wort, das Allen nicht selbst geschrieben hat oder nicht so schreiben würde, wenn er heute noch unter uns weilte. Alle Aktualisierungen, Anekdoten und Analogien, die nicht von ihm selbst stammen, sondern von mir auf den neuesten Stand gebracht oder hinzugefügt wurden, sind deshalb genau in Allens Stil abgefasst, damit sie den ursprünglichen Text und die ursprüngliche Methode nahtlos ergänzen.

Ich betrachte es als große Ehre, dass ich zu Allens Lebzeiten eng mit ihm an den Easyway-Büchern arbeiten durfte und erfahren konnte, wie sich die Methode anwenden, weiterentwickeln und ausgestalten lässt. Nur zu gerne habe ich die Verantwortung für die Fortsetzung dieser lebenswichtigen Mission übernommen, die mir Allen selbst anvertraut hat. Diese Verantwortung habe ich voller Demut auf mich genommen, und sie ist mir äußerst wichtig.

Allen Carr hat mich nicht nur von meiner Nikotinsucht erlöst, die mich sonst schon längst getötet hätte, sondern von ihm habe ich auch gelernt, welche psychologischen Abläufe für diese Problematik verantwortlich sind und wie sie mit der Easyway-Methode leicht, mühelos und ohne Willenskraft abgestellt werden können.

Obwohl ich schon fast 20 Jahre lang an Allens Büchern arbeite, gebe ich Lob und Anerkennung nach wie vor nur zu gerne an den großen Mann selbst weiter: Sie gebühren ausschließlich Allen Carr.

Die Methode ist so simpel, so klar, so flexibel und so effektiv wie nie zuvor, sodass wir sie nicht nur auf das Rauchen, sondern auf eine ganze Reihe von Süchten und Problemen anwenden können. Ob übermäßiges Essen oder Alkoholismus, Glücksspiel oder Verschwendungssucht, Flugangst, Achtsamkeit oder gar »harte Drogen« – Easyway bietet allen, die Hilfe benötigen, eine einfache, nachvollziehbare, unverblümte Anleitung.

Ich durfte selbst erleben, dass sich das Leben entscheidend verändert, wenn man diese Methode befolgt. Deshalb möchte ich Sie jetzt in die allerbesten Hände geben – die Hände von Allen Carr und seiner Easyway-Methode.

John Dicey
Weltweiter Geschäftsführer und leitender Therapeut,
Allen Carr's Easyway

1. Der Schlüssel

In diesem Kapitel

- Ein kühnes Versprechen
- Das Wort mit »S«
- Die einfache Wahrheit
- Wir müssen reden
- Eine Methode, die wirklich funktioniert
- Das kann dieses Buch leisten
- Die Anweisungen

Ist Essen für Sie kein Genuss mehr? Haben Sie das Gefühl, Ihrem Essverhalten ausgeliefert zu sein? Können Sie den Verlockungen von Junkfood auch dann nicht widerstehen, wenn Sie gar keinen Hunger haben? Dann ist es höchste Zeit, dass Sie sich aus dem elenden Gefängnis des emotionalen Essens befreien – den Schlüssel dazu halten Sie zum Glück bereits in der Hand.

Emotionales Essen ist eine Störung, bei der die Betroffenen versuchen, mit ihrem Essverhalten unangenehme Gefühle wie Sorgen, Stress, Einsamkeit und Langeweile abzustellen. Fast jeder Mensch kennt den Drang, sich mit Nahrung zu »trösten«, wenn man sich schlecht fühlt, sich langweilt oder unter Druck steht, doch in manchen

Fällen dominiert dieser Drang das gesamte Leben und löst einen zerstörerischen Kreislauf aus, in dem Essen zu Schuldgefühlen, schlechter Stimmung und letztendlich weiterem Essen führt.

EIN KÜHNES VERSPRECHEN

Dieses Buch richtet sich an Menschen, die merken, dass sie in diesem Teufelskreis gefangen sind. Es ist jedoch kein Diätratgeber. Diäten führen nicht zum Erfolg, denn sie konzentrieren sich zu sehr auf die körperlichen Aspekte und lassen außer Acht, was sich im Kopf abspielt. Diäten sind anstrengend, und selbst wenn man sein Ziel erreicht, mehren sich die Pfunde sofort wieder, sobald man nicht mehr Diät hält.

Dieses Buch befasst sich mit den psychologischen Abläufen, die zu emotionalem Essen führen. Es wird Ihnen verdeutlichen, was aus welchem Grund in Ihrem Kopf vor sich geht, und anschließend dabei helfen, Ihre Einstellung so zu verändern, dass Sie kein Bedürfnis mehr nach Trostessen haben.

Anders als bei einer Diät müssen Sie keinerlei Opfer bringen. Sie müssen nicht sämtliche Willenskraft aufbringen, um einem Gefühl von Verzicht standzuhalten. Sie werden feststellen, dass keine Gefahr droht, erneut in die Falle zu geraten, wenn Sie Ihre Probleme mit dem emotionalen Essen überwunden haben.

Vielleicht erscheint Ihnen dieses Versprechen zu schön, um wahr zu sein. Die gängige Meinung besagt, dass Probleme wie emotionales Essen sehr komplex sind und man ungeheure Willenskraft benötigt, um sie zu überwinden. Dieses Buch wird Ihnen zeigen, dass diese gängige Meinung falsch ist. Nicht nur das – sie ist sogar kontraproduktiv.

Die Wahrheit lautet, dass Sie emotionales Essen ohne Qualen oder Opfer abstellen können, unabhängig von Ihrer Persönlichkeit oder Ihrer individuellen Lebenslage. Sie müssen lediglich aufgeschlossen sein.

Wenn Sie das skeptisch sehen, stellen Sie sich bitte eine Frage: Hat die gängige Meinung Ihnen bislang weitergeholfen? Wenn dem so wäre, würden Sie dieses Buch nicht lesen.

DAS WORT MIT »S«

Emotionales Essen ist deshalb so komplex, weil es nichts mit echtem Hunger zu tun hat. Wer aus emotionalen Gründen isst, verspürt nicht den Drang, nährstoffreiche Nahrung wie Obst und Gemüse zu sich zu nehmen, sondern verlangt nach Lebensmitteln, die auf die Schnelle das liefern, was wir als »Genuss« oder »Trost« wahrnehmen: reichlich Zucker, stärkehaltige Kohlenhydrate und Salziges. Solche Lebensmittel haben nur geringen oder gar keinen Nährwert und machen zu allem Überfluss sehr schnell süchtig. Deshalb kann man sie getrost als »Junkfood« bezeichnen. Dass wir darauf Appetit verspüren, hat nichts mit echtem Genuss oder Trost zu tun, sondern liegt einzig und allein an der Sucht.

In diesem Buch verwende ich den Begriff »Junkfood« oder »Junk« für sämtliche nährstoffarmen, süchtig machenden Nahrungsmittel, nach denen man beim emotionalen Essen greift, zum Beispiel Süßigkeiten, Kuchen, Kekse, Schokolade, Chips, Brot und Fastfood. Diese Nahrungsmittel sind Junkfood, weil sie den Magen füllen, ohne Ihrem Körper die benötigten Nährstoffe zu liefern. Das Verlangen danach nimmt auch dann kein Ende, wenn Ihr Magen bereits voll ist – wieso das so ist, werde ich später erläutern. Wer das durchschaut, erlebt oft eine richtiggehende Offenbarung, denn so lässt sich erklären, wieso man von diesen Lebensmitteln regelmäßig zu viel isst.

Wir neigen dazu, unser Verlangen nach diesem »Comfort Food« auf die leichte Schulter zu nehmen, indem wir leichthin behaupten, wir seien süchtig danach.

»Ich bin eben Schokoholiker.«

»Ich bin süchtig nach Kohlenhydraten.«

»Zucker ist meine Sucht.«

Dass emotionales Essen tatsächlich eine Sucht ist, kommt dagegen niemandem in den Sinn. Eine Sucht liegt immer dann vor, wenn ein Teil des Gehirns, den man gemeinhin als »Belohnungspfade« bezeichnet, betroffen ist.

Über die Belohnungspfade werden angenehme Gefühle ausgelöst, wenn wir etwas tun, das gesund oder gut für uns ist, was wiederum dazu führt, dass wir dieses Verhalten wiederholen.

Drogen wie Heroin und Nikotin kapern jedoch die Belohnungspfade und beeinträchtigen ihre Funktion, sodass wir nicht zwischen echtem und vermeintlichem Genuss unterscheiden können.

Auf vermeintlichen Genuss folgt immer ein schwerer Absturz. Das ist der entscheidende Unterschied zwischen echten Genüssen und den falschen Genüssen, die uns Drogen verschaffen: Echter Genuss sorgt für ein anhaltendes Hochgefühl und hat nicht zur Folge, dass Sie sich anschließend schlecht oder niedergeschlagen fühlen. Nicht nur die bekannten Drogen kapern die Belohnungspfade – Zucker und »schlechte Kohlenhydrate« haben genau die gleiche Wirkung.

Wenn Sie am liebsten Brot, Nudeln, Reis oder Kartoffelprodukte essen, nicht zu vergessen raffinierten Zucker (Desserts, Schokolade, Kuchen, ...), dann sind Sie wahrscheinlich süchtig nach »schlechten Kohlenhydraten«. Mein Buch *Endlich ohne Zucker* befasst sich eingehend mit dieser Problematik und könnte Ihnen weiterhelfen, wenn Sie das emotionale Essen überwunden haben. Ich verspreche Ihnen, dass ich hier nicht zu ausführlich auf die Sucht nach anderen Drogen wie Nikotin oder Alkohol eingehen werde, doch hin und wieder wird es sinnvoll sein, damit bestimmte Zusammenhänge zu veranschaulichen.

Wenn das durch eine Droge (oder Junkfood) ausgelöste vermeintliche Hochgefühl abebbt, verspüren Sie ein Gefühl der Leere und Unruhe. Bei einer Sucht spricht man dann von Entzugserscheinungen. Sobald Sie die nächste Dosis der Droge zu sich nehmen, schwindet das leichte Unbehagen des Entzugs. Man fühlt sich auf der Stelle besser. Doch bald kommt es zum nächsten Entzug, Leere und Unruhe kehren zurück. Nun erinnert sich Ihr Gehirn, dass die zweite Dosis der Droge die unangenehmen Erscheinungen nach der ersten Dosis abgestellt hatte.

Somit wird das Gehirn zu dem Trugschluss verleitet, dass die Droge Genuss verschafft – es deutet die Linderung der Entzugserscheinungen als Genuss oder Belohnung. Folglich löst das Gehirn Verlangen nach mehr von der Droge aus, wenn sich erneut Entzugsgefühle regen.

Die Beseitigung des Unbehagens, das durch den Entzug ausgelöst wurde, sorgt lediglich dafür, dass die süchtige Person sich kurzzeitig wieder normal fühlt. Mit anderen Worten: Sie braucht die nächste Dosis der Droge, um sich so zu fühlen wie jemand, der überhaupt nicht süchtig ist. Dieser Bluff ist die Grundlage sämtlicher Drogensüchte.

Im Grunde ist dieser Ablauf genial, denn er verdreht die Realität und hält Sie in einem Wust von Illusionen gefangen. Doch sobald Sie die Illusionen durchschauen – wie es bald der Fall sein wird –, wird die Wahrheit sonnenklar. Wer süchtig ist, will immer mehr und mehr von seiner Droge, während der vermeintliche Genuss immer weiter nachlässt.

VERMEINTLICHER GENUSS LÄSST NACH =
ENTZUG VON DER DROGE

ENTZUGSERSCHEINUNGEN WURDEN DURCH DIE ERSTE DOSIS DER DROGE AUSGELÖST.

DIE NÄCHSTE DOSIS STELLT DEN ENTZUG NICHT AB – SIE LINDERT DIE SYMPTOME, BEVOR SICH DER NÄCHSTE ENTZUG ANBAHNT.

Wie alle Süchtigen klagen auch Menschen, die aus emotionalen Gründen essen, dass ihnen die Nahrung, die sie so übermäßig verzehren, keinen Genuss verschafft. Trotzdem sehen sie sich nicht in der Lage, damit aufzuhören – ungeachtet der Schuldgefühle und des Selbsthasses, die sie deshalb empfinden. Das ist ein klassisches Symptom der Sucht: Etwas, das eigentlich emotionales Leid abstellen sollte, verstärkt dieses Leid letztendlich.

Es fängt ganz harmlos an, sodass Sie meinen, alles im Griff zu haben. Bald jedoch artet das Suchtverhalten so weit aus, dass Sie die Kontrolle verlieren und das gesamte Leben in Mitleidenschaft gezogen wird. Sie essen immer mehr Junkfood, um sich Befriedigung zu verschaffen, die sich jedoch niemals einstellt. Dass Sie nicht aufhören können, Junkfood zu essen, obwohl Sie wissen, wie sehr es Ihnen schadet, ist ein weiteres untrügliches Zeichen einer Sucht.

Wie bei allen Süchten werden Sie durch eine Illusion in der Falle gehalten: die Illusion, dass das Suchtverhalten echten Genuss oder Trost verschafft. Wer raucht, leidet unter der Illusion, dass Zigaretten der Entspannung dienen. Dabei gilt in Wahrheit das genaue Gegenteil. Der gleiche Irrglaube herrscht auch bei emotionalem Essen.

Lebensmittel, die Sie als Belohnung betrachten, machen Sie in Wirklichkeit unglücklich. Dennoch hat die Illusion von Genuss Bestand.

Das ist ein Teufelskreis, und je länger Sie sich der Illusion hingeben, dass Junkfood Genuss oder Trost verschafft, desto unglücklicher werden Sie.

Zudem werden emotionale Essstörungen häufig von Eltern auf ihre Kinder übertragen, da sie die Kleinen entweder mit zu viel Junkfood mästen oder ihnen ganz im Gegenteil Nahrung vorenthalten, um die mangelnde Kontrolle über ihr eigenes Essverhalten zu kompensieren. So oder so, eine Essstörung kann an die nächste Generation weitergegeben werden, einschließlich der unvermeidlichen Schuldgefühle, die damit einhergehen.

DIE EINFACHE WAHRHEIT

Der Begriff »emotionales Essen« impliziert, dass ein emotionales Problem vorliegt, das Sie zum Essen verleitet. Dabei kann es sich um Stress handeln, um Depressionen, Angst, Liebeskummer, ein Gefühl der Nutzlosigkeit, Einsamkeit, Langeweile … oder eine Kombination all dieser Gefühle. Unabhängig von der Ursache kann Essen niemals die Lösung sein. Vermutlich haben Sie das selbst schon erkannt, und doch finden Sie keinen Ausweg. Die Versuchung, zu Nahrung zu greifen, wenn Sie ein emotionales Bedürfnis verspüren, ist einfach zu groß. Es ist, als hätte ein mächtiges Monster Sie in seiner Gewalt.

Dieses Buch will Ihnen dabei helfen, dieses Monster

zu töten und Sie aus dem elenden, unaufhörlichen Kreislauf des emotionalen Essens zu befreien. Ohne die tyrannische Herrschaft dieses Monsters können Sie sich dann bei klarem Kopf mit Ihren Gefühlen befassen.

Vielleicht fragen Sie sich: Wenn die Lösung wirklich so einfach ist, warum bin ich dann nicht von selbst darauf gekommen?

Das Monster ist sehr gewitzt. Es hat Ihren Geist verwirrt, dabei ist die Wahrheit unglaublich einfach …

EINE SUCHT WIRD MAN NUR LOS, INDEM MAN IHR NICHT MEHR NACHGIBT.

Easyway besteht natürlich nicht nur aus dieser einfachen Wahrheit, doch diese Methode ist weitaus eindeutiger als viele andere, die das Offensichtliche aus dem Blick verlieren: »Eine Sucht wird man nur los, indem man ihr nicht mehr nachgibt.« Entscheidend ist, *wie* man dabei vorgeht.

Grundsätzlich ist es nicht ungewöhnlich, dass man sich von Nahrung Trost erhofft. Dass wir beim Essen Befriedigung verspüren, ist in unserer DNA als Teil unseres Überlebensinstinkts verankert. Jeder kennt die Versuchung, zu viel Kuchen, Schokolade, Süßigkeiten oder andere Dinge zu essen, die nicht »gut« sind, und weiß, dass der Appetit darauf steigt, wenn man gestresst oder traurig ist. Und da beim emotionalen Essen ein ganz ähnlicher Prozess abläuft wie beim Essen aus Hunger, wird beides oft verwechselt.

Allerdings gibt es auch entscheidende Unterschiede, und wie wichtig diese sind, wird Ihnen erst klar, wenn Sie im Teufelskreis des emotionalen Essens gefangen sind. Wenn Sie sich erstmals mit Nahrung trösten, sind Sie überzeugt davon, alles im Griff zu haben. Sie wissen zwar, dass Nahrungsmittel mit reichlich Zucker und Kohlenhydraten nicht »gut« sind, sind sich jedoch sicher, dass es Ihnen nicht schaden wird, diese in Maßen zu konsumieren.

Und vermutlich gäbe es tatsächlich keine schlimmen Folgen, wenn wir uns im Griff *hätten*. Das jedoch ist nicht der Fall, oder? Der Drang, Junkfood zu essen, wird immer stärker, mit dem Maßhalten ist es schnell vorbei, und der Selbsthass regt sich.

Dass nicht die Nahrung selbst bewirkt, dass Sie immer weiteressen, ist dabei offensichtlich; es muss etwas anderes sein, eine unsichtbare Kraft, die Sie in ihrem Bann hat. Das gilt für sämtliche Süchte. Wenn Sie sich zum ersten Mal mit Nahrung trösten wollen, sind Sie überzeugt davon, dass Sie alles im Griff haben und sich mäßigen können. Doch je häufiger Sie zum Trost essen, desto schneller verlieren Sie die Kontrolle.

Da Sie dieses Buch lesen, ist davon auszugehen, dass Sie den Eindruck haben, Ihr Essverhalten sei außer Kontrolle geraten. Vielleicht haben Sie schon einmal versucht, gegen das Essproblem anzugehen, und sind mit diesem Versuch gescheitert. Sosehr Sie sich auch bemüht haben, es fehlte Ihnen an Willenskraft. Jetzt trösten Sie sich sogar dann mit Nahrung, wenn Sie es gar nicht wollen, und können nicht damit aufhören.

Dieses Buch wird Ihnen zwei wichtige Wahrheiten vermitteln:

SIE SIND NICHT MACHTLOS, UND ES FEHLT IHNEN NICHT AN WILLENSKRAFT.

SIE KONNTEN DAS EMOTIONALE ESSEN BISLANG NICHT ABSTELLEN, WEIL SIE AUF DIE FALSCHE METHODE GESETZT HABEN.

WIR MÜSSEN REDEN

Niemand gibt gerne zu, sich nicht im Griff zu haben. Selbstbeherrschung gilt als Eckpfeiler des zivilisierten Verhaltens, Hand in Hand mit Moral, Würde und Höflichkeit. Kontrollverlust löst Schamgefühle aus, deshalb werden Probleme wie Süchte und emotionales Essen unter den Teppich gekehrt. Wer ein solches Problem hat, verleugnet es, alle anderen versuchen, es zu vermeiden.

WENN SIE IHR PROBLEM FÜR SICH BEHALTEN, ENTSTEHT EINE LAST, DIE DIE FLUCHT AUS DER FALLE NUR NOCH SCHWIERIGER MACHT.

So können Sie Ihr Problem nicht lösen. Sie fühlen sich dann sehr allein und sehen sich gezwungen, es zu verheimlichen – vor anderen und vor sich selbst. Geheimniskrämerei verstärkt die Schuld- und Schamgefühle, sodass Ihr Elend immer größer wird.

Um ein Problem wie emotionales Essen anzugehen, muss man sich zuallererst eingestehen, dass man dieses Problem hat – beziehungsweise ihm ausgeliefert ist. Dass

Sie dieses Buch zur Hand genommen haben, spricht dafür, dass Sie diesen entscheidenden Schritt bereits getan haben. Der nächste Schritt besteht darin, für Abhilfe zu sorgen.

Die Lösung liegt in Ihrer Hand – oder vielmehr in Ihrem Kopf. Sie müssen den Teufelskreis aus Elend und Trostessen durchbrechen. Wenn Sie dieses Buch lesen, müssen Sie sich Ihre Essstörung eingestehen und aufgeschlossen für gewisse Wahrheiten sein, die vielleicht nicht so leicht zu akzeptieren sind.

Sie sind nicht allein – ganz im Gegenteil. Emotionales Essen ist ein weltweites Problem, das die Gesundheit und das Glück von Millionen Menschen bedroht. Wenn Sie sich aufgeschlossen auf die Wahrheiten in diesem Buch einlassen, werden Sie das mühelos erkennen.

Außerdem werden Sie verstehen, dass Ihr Problem nicht auf eine Persönlichkeitsschwäche zurückzuführen ist. Je aufgeschlossener Sie sind und je besser Sie diese Mythen durchschauen, desto deutlicher wird Ihnen werden, dass Sie Ihre Essstörung besiegen können. Und dazu brauchen Sie keine Willenskraft.

EINE METHODE, DIE WIRKLICH FUNKTIONIERT

Easyway ist eine bewährte Methode zur Befreiung aus Suchtfallen wie dem emotionalen Essen. Sie beruht auf der Erkenntnis, dass die Sucht unsere Instinkte in die Irre führt, sodass uns das »Gift«, das unser Problem überhaupt erst verursacht hat, als Lösung erscheint.

Aus dieser Offenbarung ist die Easyway-Methode entstanden. Ich war einst unverbesserlich nikotinsüchtig, paffte 60 bis 100 Zigaretten am Tag und hatte mich schon damit abgefunden, dass mir ein vorzeitiger Tod drohte. Ich glaubte fälschlicherweise, Rauchen sei eine Gewohnheit, die ich mir angeeignet hatte und die ich aufgrund mangelnder Willenskraft nicht loswerden könne. Der Augenblick der Offenbarung kam, als mir klar wurde, dass Rauchen keine Angewohnheit ist, sondern eine Sucht.

In diesem Augenblick erkannte ich ohne jeden Zweifel, dass es nicht an einer Charakterschwäche oder an einer magischen Eigenschaft der Zigarette lag, dass ich nicht mit dem Rauchen aufhören konnte. Nein, es lag an der Sucht, die mich dazu brachte, mir von genau der Sache Erleichterung zu erhoffen, die für mein Elend verantwortlich war.

Das führte zwangsläufig zu zwei unbestreitbaren Schlussfolgerungen:

- Rauchen bietet keinen echten Genuss oder Trost.
- Somit bedeutet Aufhören weder Opfer noch Verzicht.

Ich hörte auf der Stelle auf und hatte seither nie das Bedürfnis, wieder zu rauchen.

Die Methode heißt Easyway, weil sie keine Willenskraft, keine Ersatzstoffe und keine Hilfsmittel erfordert.

Sie gibt Rauchern einfach die Möglichkeit, glückliche Nichtraucher zu werden, indem sie die Gehirnwäsche rückgängig macht, die ihnen vorgegaukelt hat, Rauchen bedeute Genuss oder Trost.

Der Methode gelingt es nach wie vor mit großem Erfolg, Nikotinsüchtige in aller Welt vom Rauchen zu kurieren. Sobald sie nicht mehr der Illusion erliegen, dass Aufhören ein Opfer bedeutet, fällt es ihnen ganz leicht, weil sie keinen Verzicht verspüren und glücklich über ihre Freiheit sind.

Ich erkannte, dass diese Methode bei allen Süchten funktionieren würde, und wandte sie erfolgreich auf Alkohol, andere Drogen und sogar »drogenfreie« Süchte wie Spielsucht und Sucht nach digitalen Geräten/Technik an.

Der Schlüssel bestand darin, dass alle Süchte im Wesentlichen ein psychischer Zustand sind. Bei den meisten Drogen machen die körperlichen Aspekte lediglich ein Prozent aus, die psychischen dagegen 99 Prozent.

Easyway räumt mit den Trugschlüssen auf, die Sie zu schädlichen Verhaltensweisen veranlassen, weil Sie meinen, dass Ihnen diese Genuss verschaffen. Das gilt für das emotionale Essen, eine gemeine Kombination aus körperlichen und verhaltensbezogenen Aspekten, genauso wie für jede andere Sucht oder jedes andere zwanghafte Verhalten.

DAS KANN DIESES BUCH LEISTEN

Ziel dieses Buch ist es:

- Ihre Einstellung zum Essen zu ändern,
- Ihnen dabei zu helfen, bewusst zu essen und Essen wieder als Genuss zu empfinden,

- Ihnen zu zeigen, wie Sie emotionales Essen abstellen – sofort, mühelos und ganz einfach,
- dafür zu sorgen, dass Sie Ihr Wunschgewicht erreichen,
- Ihnen wieder die Kontrolle über Ihr Leben zu geben.

Dabei können Sie sich sicher sein: Sie werden keine Vorwürfe hören, müssen keine Abschreckungstaktiken oder Tricks über sich ergehen lassen, werden keinen Verzicht verspüren und das emotionale Essen letztendlich nicht vermissen.

Dieses Buch vermittelt Ihnen ein Essverhalten, mit dem Sie gesünder und glücklicher leben, indem es Ihnen erklärt, wie die Suchtfalle funktioniert, und einfache, schrittweise Anleitungen zur Befreiung liefert.

Es wird auf die Panik eingehen, die Sie überkommen und Ihr Urteilsvermögen trüben kann, wenn Sie versuchen, sich von der Sucht zu befreien. Es wird erreichen, dass Sie statt Unaufrichtigkeit, Schuldgefühlen und Scham künftig Offenheit, Ehrlichkeit und Selbstvertrauen erleben, und dafür sorgen, dass Sie nicht mehr hilflos sind, sondern die Kontrolle haben und statt Elend Glück empfinden.

Sie werden nicht unglücklich sein. Sie werden nichts »aufgeben«.

Ihnen wird nichts Schlimmes geschehen. Sie werden nichts vermissen und sich nach nichts sehnen. Sie werden keinen Verlust empfinden.

Ganz im Gegenteil: Das Leben wird Ihnen erfüllter, ausgeglichener und entspannter erscheinen.

DIE ANWEISUNGEN

In diesem Buch werden Sie auf eine Reihe von Anweisungen stoßen. Wenn Sie eine dieser Anweisungen nicht beachten oder nicht befolgen, wird die Methode nicht funktionieren. Auch wenn Sie vorblättern und das Buch nicht wie vorgesehen von vorne bis hinten durchlesen, wird die Methode nicht funktionieren.

Easyway ist der Schüssel, mit dem Sie sich aus der Falle befreien können, und die Methode lässt sich mit einem Zahlenschloss an einem Safe vergleichen: Wenn man die Zahlen nicht in der richtigen Reihenfolge eingibt, öffnet sich das Schloss nicht.

Zusätzlich zu diesen Anweisungen möchte ich Sie auffordern, Ihr Essverhalten vorläufig nicht zu ändern. Wenn Sie die letzte Seite dieses Buchs erreichen, wird sich Ihre Einstellung komplett geändert haben, doch vorerst würde jede Änderung Ihrer Ernährung eine Ablenkung bedeuten, die nicht förderlich ist. Sie müssen sich uneingeschränkt auf die Anweisungen in diesem Buch konzentrieren können.

ERSTE ANWEISUNG:
BEFOLGEN SIE SÄMTLICHE ANWEISUNGEN!

2. Eine Welt voller Verlockungen

In diesem Kapitel

- Unsere Hassliebe zu Nahrungsmitteln
- Die Vorteile von Junkfood
- Die Illusion von Genuss
- Wie kann ich mit dem Essen aufhören?

Wie also hat unsere Hassliebe zu Nahrungsmitteln ihren Anfang genommen? Um das zu beantworten, sollten wir uns zuerst ansehen, wie wir heutzutage essen und welche Folgen das für die Menschheit hat.

Essen sollte ein Genuss sein. Wir Menschen sind wie auch Tiere so geschaffen, dass wir unsere Nahrung genießen. Wir sind mit verschiedenen Sinnen ausgestattet, die uns ermöglichen zu erkennen, ob etwas essbar ist: Was gut aussieht, gut riecht und sich gut anfühlt, wird vermutlich auch gut schmecken.

Dass wir beim Essen Genuss empfinden, ist nicht nur eine nette Begleiterscheinung, sondern erfüllt einen lebenswichtigen Zweck. Unser Überlebensmechanismus schützt uns davor, etwas Schädliches zu uns zu nehmen, indem er bewirkt, dass gute Nahrung unsere Sinne anspricht und verdorbene widerlich wirkt. Wenn wir unserem Instinkt folgen und dafür sorgen, dass uns unsere Nahrung schmeckt, haben wir nichts zu befürchten.

Das gleiche Prinzip gilt im gesamten Tierreich. Tiere verlassen sich auf ihre Sinne, um zwischen Nahrung und Gift zu unterscheiden. Bevor sie etwas fressen, wird es beschnuppert, betastet und beleckt. So geben Tiere ihren Sinnen die Möglichkeit, zwischen »gut« oder »schlecht« zu unterscheiden.

Darüber hinaus sind wir mit einem weiteren Hilfsmittel ausgestattet, das uns zeigt, wann wir essen und wann damit aufhören sollten: Hunger. Hunger stellt sich ein, wenn der Nährstoffgehalt im Körper sinkt, und sobald wir ihn wieder aufgefüllt haben, sind wir satt. Auch diesen Instinkt haben wir mit anderen Tieren gemeinsam.

Tiere in freier Wildbahn wirken immer sehr fit, oder? Ernährungs-, Gewichts- oder Figurprobleme scheinen sie nicht zu kennen. Ein Rudel Wölfe oder Löwen, eine Herde Büffel, eine Schar Vögel oder ein Schwarm Fische … Tiere haben immer die gleiche Gestalt. Keines von ihnen leidet an Übergewicht, sodass es kaum mit den anderen Schritt halten kann, oder schämt sich für seine Maßlosigkeit beim Fressen. Selbst Spezies, die übergewichtig wirken, zum Beispiel Flusspferde, Walrösser und dergleichen, haben alle die gleiche Figur, die perfekt auf ihren Lebensraum abgestimmt ist.

UNSERE HASSLIEBE ZU NAHRUNGSMITTELN

Wie lässt sich dann erklären, dass Figurunterschiede zu einem besonderen Merkmal des Menschen geworden sind? Wo sind wir auf Irrwege geraten?

Das Problem beruht auf der einen Sache, die uns vom Rest des Tierreichs unterscheidet: dem Intellekt. Wir sind schlauer als Tiere und meinen, dass wir alles besser wissen – sogar besser als unsere eigenen Instinkte. Wenn wir also die Wahl zwischen einem Apfel und einem Stück Kuchen haben, entscheiden wir uns für den Kuchen, weil wir davon ausgehen, dass er uns mehr Genuss verschafft.

Die meisten Tiere würden sich gegen den Kuchen entscheiden und den Apfel bevorzugen. Ein Apfel ist farbenfroher, er duftet frisch und saftig, er fühlt sich fest und reif an. Damit erfüllt er sämtliche Kriterien, die einem Tier instinktiv verraten, dass die erforderlichen Nährstoffe enthalten sind.

Der Kuchen ist braun. Er hat kaum Aroma. Er fühlt sich weich und krümelig an. Die meisten Tiere würden ihn verschmähen. Allerdings gibt es zwei Ausnahmen: zum einen domestizierte Tiere, die Haustiere, deren Ernährung von Menschen gesteuert und damit genauso fehlgeleitet wird wie unsere eigene, und zum anderen wild lebende Tiere, die (im wahrsten Sinne des Wortes) fett werden, weil sie unsere Lebensmittelabfälle fressen, die zum größten Teil aus süchtig machendem Junkfood bestehen.

Warum also entscheiden wir uns für den Kuchen?

Die Entscheidung für Junkfood ist ein intellektueller

Vorgang. Das bedeutet noch lange nicht, dass diese Entscheidung schlau ist, sondern heißt nur, dass sie anhand erworbener Kenntnisse getroffen wird und nicht aufgrund des Instinkts. Wenn Sie das nächste Mal ein Stück Kuchen, Kekse, Chips oder anderes »Trostessen« verlockend finden, überprüfen Sie es mit Ihren Sinnen.

- Wie sieht es aus?
- Wie riecht es?
- Wie fühlt es sich an?

Versuchen Sie, sich auf jeden Sinn einzeln zu konzentrieren. Schließen Sie die Augen, wenn Sie das Nahrungsmittel riechen und betasten. Sie werden feststellen, dass es die Sinne nicht besonders anspricht. Die künstliche Süße ist lediglich eine pawlowsche Reaktion auf unsere Zuckersucht.

Wenn wir uns bei der Auswahl von Nahrungsmitteln ausschließlich auf unsere Sinne verlassen würden, würden wir kein Junkfood zu uns nehmen. Warum essen wir es dann überhaupt? Folgende Argumente werden oft angeführt, um Junkfood zu rechtfertigen:

- Es geht schnell.
- Es ist praktisch.
- Es ist preiswert.
- Es schmeckt lecker.

Diese Argumente verleiten uns dazu, Junkfood zu essen, obwohl wir wissen, dass es nicht gut für uns ist. Der Mangel an Nährwert schreckt uns nicht ab: Das können wir mit der nächsten Mahlzeit ausgleichen. Auch die bekannten Gesundheitsrisiken, die ein hoher Konsum von raffiniertem Zucker und Salz mit sich bringt, hindern uns nicht: Solange wir Maß halten, wird das schon nicht so schlimm sein.

Oder?

Die Tatsache, dass Sie dieses Buch lesen, zeigt deutlich, dass das nicht stimmt. Und es gibt genügend Beweise dafür, dass Sie mit diesem Problem nicht allein sind. Die Welt wird von einer Epidemie der Fettleibigkeit heimgesucht. Das ist eine Tatsache. Laut Weltgesundheitsorganisation (WHO) haben sich die Fälle von Fettleibigkeit in aller Welt seit 1975 fast verdreifacht. Zwei von fünf Erwachsenen haben Übergewicht, mehr als jeder Achte ist fettleibig. Und wir geben das Problem an unsere Kinder weiter, die noch stärker betroffen sind.

Eine weitere weltweite Gesundheitsepidemie ist Typ-2-Diabetes, den man früher als »Altersdiabetes« bezeichnete, weil er im Gegensatz zu Typ 1 in der Regel erst im späteren Lebensalter einsetzt und in erster Linie durch schlechte Ernährung und mangelnde Bewegung entsteht. Heutzutage tritt Typ-2-Diabetes jedoch immer häufiger auch bei jüngeren Menschen auf. Die Gesamtzahl der von Diabetes Betroffenen hat sich seit 1980 vervierfacht, und in über 90 Prozent der Fälle handelt es sich um Typ 2. Die Weltgesundheitsorganisation geht davon aus, dass Diabetes bis 2030 den siebten Platz in der Liste der häufigsten Todesursachen einnehmen wird.

UNSERE ZUCKER- UND KOHLENHYDRATREICHE ERNÄHRUNG KOSTET UNS BUCHSTÄBLICH DAS LEBEN.

Warum ändern wir das nicht? Kommen wir noch einmal auf die vier Argumente für Junkfood zurück.

DIE VORTEILE VON JUNKFOOD

1. ES GEHT SCHNELL.

Von Jahr zu Jahr scheint unser Alltag immer schnelllebiger zu werden. Wir haben für alles weniger Zeit, deshalb sehen wir uns gezwungen, viele Dinge auf die Schnelle zu erledigen. Wir fahren zu schnell, werden unruhig, wenn wir in der Schlange stehen müssen, verlieren die Beherrschung, wenn unser Computer etwas länger braucht als üblich … In der allgemeinen Hektik müssen wir von Zeit zu Zeit auch etwas essen, doch zu unserem großen Glück haben schlaue Leute die perfekte Lösung gefunden: Fastfood!

Fastfood bedeutet, dass wir unser Tempo nicht drosseln müssen – wir können unterwegs weiteressen. Jede Sekunde zählt, und je kürzer wir auf unsere Nahrung warten müssen, desto besser. Fastfood ist perfekt auf den schnelllebigen Alltag abgestimmt.

Aber warum muss das Leben überhaupt so schnell sein? Schafft man wirklich mehr, wenn die ganze Zeit Hektik herrscht? Oder wäre Eile mit Weile die bessere Strategie?

Vieles spricht dafür, dass der permanente Zeitdruck gar nicht gut für uns ist. Er führt zu unendlichem Stress, sozialer Isolation oder Flüchtigkeitsfehlern, macht unglücklich und krank. Wenn man sich ständig beeilen muss, bleibt die Qualität auf der Strecke. Das gilt nicht nur für die Arbeit, sondern auch in der Freizeit, im zwischenmenschlichen Bereich … und beim Essen.

Essen ist keine profane Angelegenheit, die man dreimal täglich so schnell wie möglich hinter sich bringen muss. Es sollte ein Genuss sein, ein Fest für die Sinne und gleichzeitig die Gelegenheit, einen Gang zurückzuschalten, eine Pause einzulegen, Geselligkeit zu genießen und sich zu entspannen.

Im Interesse Ihrer geistigen Gesundheit sollten Sie sich beim Essen Zeit lassen. Nutzen Sie die Gelegenheit, sich mit Freunden oder Angehörigen zusammenzusetzen, zu entspannen, sich zu unterhalten und Ihre Nahrung zu genießen. Wenn Sie in Ruhe essen, schmeckt es nicht nur besser, sondern Sie essen auch gesünder. Sie nehmen den Geschmack Ihrer Nahrung besser wahr und entwickeln ein genaueres Gespür für Ihre Hungeranzeige.

Das Hungergefühl braucht eine Weile, um zu reagieren. Wenn Sie langsam essen, kann Ihre Hungeranzeige Ihnen signalisieren, wann Sie genug haben. Wie oft haben Sie schon weitergegessen, weil Sie sich nicht richtig satt fühlten, und waren dann eine halbe Stunde später zum Platzen voll?

Geben Sie Ihrer Hungeranzeige die Möglichkeit, auf die Nahrungsaufnahme zu reagieren, dann wird sie dafür sorgen, dass Sie rechtzeitig mit dem Essen aufhören.

2. ES IST PRAKTISCH.

Da wir so wenig Zeit haben, brauchen wir häufig Nahrung, die man nicht ewig lange zubereiten muss und die jederzeit griffbereit ist oder sogar mitgenommen werden kann. Aber ist Junkfood wirklich so praktisch? Schließlich muss man es wie jedes andere Essen in einem Laden kaufen. Oder man fährt zu einem Fastfood-Restaurant und stellt sich in die Schlange, um seine Bestellung aufzugeben, oder ordert bei einem Lieferdienst, auf den man dann warten muss.

Ist es wirklich so viel unpraktischer, sich selbst eine gute Mahlzeit zuzubereiten? Für die meisten ausgewogenen Gerichte, darunter frisches, nährstoffreiches Gemüse, brauchen Sie mindestens zehn bis 15 Minuten. Das ist eine gute Gelegenheit zum Entschleunigen, zum Entspannen und zum Plaudern. Und was ist praktischer als ein selbstgemachtes Mittagessen, das Sie mit zur Arbeit nehmen und jederzeit essen können, wann und wo Sie möchten? Mit Obst, Salatgemüse und ein paar Nüssen oder Körnern haben Sie eine leckere und nahrhafte Zwischenmahlzeit.

3. ES IST PREISWERT.

Die Ansicht, dass gesunde Nahrung mehr kostet als Junkfood, ist weit verbreitet, selbst unter denjenigen, die sich für gesunde Ernährung starkmachen. Beim Gang durch den Supermarkt erwartet Sie eine Fülle von Sonderangeboten, die Sie dazu verlocken sollen, sich mit Chips,

Schokolade, Keksen und Fertiggerichten einzudecken. Mahlzeiten in einer Pommesbude oder Burgerbar sind preisgünstiger als ein ausgewogenes, reichhaltiges Essen in einem richtigen Restaurant.

Aber lässt sich das wirklich vergleichen? Geht es bei der Nahrung um Quantität oder um Qualität? Die Hungeranzeige registriert nicht die reine Menge an Nahrung, die man zu sich nimmt, sondern richtet sich nach dem Nährstoffgehalt. Wenn Sie den Preis von Nahrungsmitteln vergleichen, müssen Sie deshalb den Nährstoffgehalt berücksichtigen, also die Menge, die erforderlich ist, um Ihren Hunger zu stillen.

Von Junkfood benötigt man deutlich mehr. Viele Arten von Junkfood nimmt die Hungeranzeige sogar überhaupt nicht wahr. Sicher kennen Sie Personen, die behaupten: »Ich könnte den ganzen Abend Chips essen.« Das liegt daran, dass sich bei Chips niemals Sättigung einstellt – sie enthalten schlichtweg nicht genug Nährstoffe, um den Hunger zu stillen. Oder haben Sie jemals nur eine kleine Handvoll Chips gegessen?

Wenn Sie demnächst einmal Appetit auf einen Snack bekommen, entscheiden Sie sich stattdessen für ein Stück Obst. Das ist nicht nur gesünder, sondern meist sparen Sie damit auch Geld. Vergleichen Sie den Preis eines Schokoriegels oder einer Tüte Chips mit den Kosten für einen Apfel oder eine Banane. Sie werden feststellen, dass Junkfood in Wirklichkeit teurer ist und zudem nicht satt macht. Im Gegenteil, wenn man es gegessen hat, fühlt man sich oft sogar richtig schlecht.

4. ES SCHMECKT LECKER.

Das ist doch eigentlich der wahre Grund, aus dem wir Junkfood essen, oder? Wir wissen genau, dass es »schlecht« ist, dass es der Gesundheit schadet und dass es uns nicht richtig satt macht, aber dieser Geschmack! Diese Sahnetorte, dieser Schokoriegel, diese Chips ... einfach unwiderstehlich!

Aber achten Sie überhaupt richtig auf den Geschmack der Nahrung, die Sie zu sich nehmen? Denken Sie an den Geschmackstest.

- Wie sieht es aus?
- Wie riecht es?
- Wie fühlt es sich an?

Werden Ihre Sinne wirklich angesprochen? Oder läuft Ihnen der Speichel nur im Mund zusammen, weil das Gehirn ein bestimmtes Signal sendet? Ein Signal, das auf lebenslange Gehirnwäsche zurückgeht?

DIE ILLUSION VON GENUSS

Was wäre, wenn sich nachweisen ließe, dass diese vier Argumente für Junkfood allesamt falsch sind? Was wäre, wenn die Werbeunternehmen publik machen würden, dass es sich dabei lediglich um Illusionen handelt, die sie sich im Interesse der Junkfood-Industrie ausgedacht haben? Würde das Ihr Essproblem beseitigen?

Die Antwort lautet leider: Nein. Denn dass wir süchtig nach Junkfood sind, liegt nicht an diesen Gründen. Der wahre Grund besteht darin, dass wir davon überzeugt sind, dass Junkfood uns einen gewissen Genuss oder Trost verschafft. Genau festmachen können wir diesen Genuss oder Trost dabei nicht, wir wissen nur, dass es ihn gibt. Und solange er existiert, ist es uns unmöglich, das Verlangen nach Junk abzustellen.

Von Kindesbeinen an werden wir durch Gehirnwäsche zu der Überzeugung verleitet, dass Nahrungsmittel eine Belohnung darstellen. Wenn wir brav sind, bekommen wir Süßigkeiten, zum Geburtstag gibt es Kuchen und Schokolade, zu besonderen Anlässen gehen wir in Fastfood-Restaurants. Die Botschaft ist eindeutig: Dieses Essen ist etwas Besonderes. So wird es unser Lieblingsessen.

Später im Leben, wenn wir uns schlecht fühlen, wollen wir uns mit unseren Favoriten trösten. Vielleicht durften Sie als Kind nicht uneingeschränkt Süßigkeiten, Kekse und Kuchen essen, doch im Erwachsenenalter haben Sie Ihr eigenes Geld und Ihre eigenen Regeln, sodass die Beschränkungen von früher nicht mehr gelten. Sie können sich jederzeit alles gönnen, worauf Sie Appetit haben. Und je häufiger Sie das tun, desto größer wird Ihr Appetit.

DENN DIESE DINGE MACHEN SÜCHTIG!

Das lässt sich mit einem Juckreiz vergleichen, der Sie zum Kratzen drängt. Wenn Sie sich nicht kratzen, lässt Ihnen der Juckreiz keine Ruhe, doch wenn Sie dem Drang nachgeben, wird das Jucken noch schlimmer. Solange Sie überzeugt sind, dass nur Kratzen Linderung verschaffen kann, kratzen Sie weiter, und der Juckreiz wird immer stärker.

Das ist der Kreislauf der Sucht. Je schlimmer der Juckreiz wird, desto weniger hilft das Kratzen. Also müssen Sie heftiger kratzen. Das verschafft weder Erleichterung noch Entspannung, aber Sie sind überzeugt davon, das Jucken ohne Kratzen nicht ertragen zu können.

Die Sucht hält Sie in einem Teufelskreis gefangen, in dem Sie sich von genau der Sache Linderung erhoffen, die für Ihr Unglück verantwortlich ist. Sie gaukelt Ihnen ein Bedürfnis vor, das Sie ohne Sucht gar nicht hätten. Diesen Kreislauf können Sie nur durchbrechen, indem Sie nicht mehr kratzen, obwohl es juckt.

WIE KANN ICH MIT DEM ESSEN AUFHÖREN?

Wer durch Easyway mit dem Rauchen oder Dampfen aufgehört hat, weiß, dass das nur gelingt, wenn man komplett auf Zigaretten und Nikotin verzichtet. Es ist unmöglich, hin und wieder »nur eine« zu konsumieren, weil schon diese »eine« bewirkt, dass man neuerlich in die Falle gerät. Die Nikotinsucht lässt sich mühelos überwinden, weil Zigaretten oder E-Zigaretten keinerlei Vorteil bringen. Somit lässt sich die Illusion von Genuss leicht auflösen. In unseren Live-Seminaren benötigen wir dazu nur etwa fünf Stunden.

Wenn es um emotionales Essen geht, sind jedoch eingehendere Erklärungen nötig. Zu Beginn des Kapitels habe ich gesagt, dass Essen Genuss bedeuten soll. Wie also können Sie echten Genuss von vermeintlichem Genuss unterscheiden? Später werde ich Ihnen ein praktisches Beispiel dafür liefern, wie das funktioniert, vorläufig jedoch kann ich Ihnen versichern, dass Sie selbstverständlich nicht auf Nahrungsaufnahme verzichten müssen. Sie müssen sich nicht einmal einschränken. Sie müssen lediglich Ihre Sicht auf die Nahrung, die Sie zu sich nehmen, verändern.

Das gelingt Ihnen, indem Sie die zweite Anweisung befolgen.

ZWEITE ANWEISUNG: SEIEN SIE AUFGESCHLOSSEN!

Vielleicht halten Sie sich bereits für aufgeschlossen. Allerdings werden unsere Überzeugungen meist durch andere Menschen beeinflusst. Wenn morgens die Sonne aufgeht, sehen Sie darin eine feurige Gaskugel, die Millionen von Kilometern entfernt am Himmel erscheint, weil sich die Erde dreht. Aber woher wissen Sie, dass es wirklich so ist? Sie verlassen sich auf überzeugende Argumente von Leuten, die auf diesem Gebiet als Experten gelten und deren Erklärungen zu dem passen, was Sie mit eigenen Augen sehen.

Vor gar nicht allzu langer Zeit jedoch waren die meisten Menschen überzeugt, die Sonne sei eine Gottheit, die mit einem Feuerwagen über den Himmel fuhr. Diese Erklärung lieferten die Gelehrten zur damaligen Zeit, und sie passte zu dem, was man sah.

Nun schauen Sie sich die drei Männer in der folgenden Abbildung an.

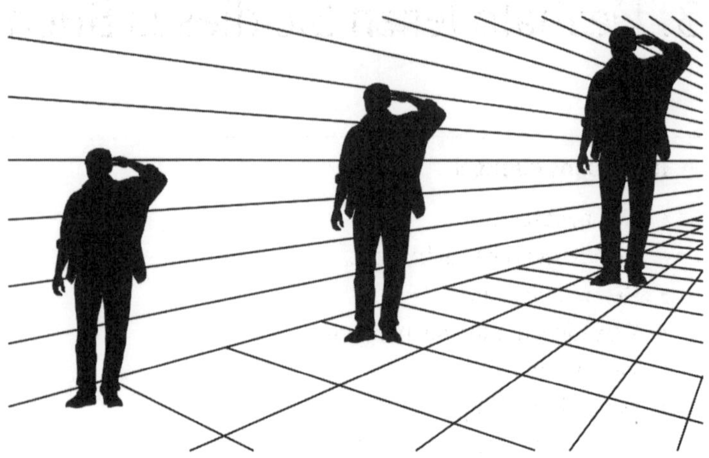

Würden Sie mir glauben, dass diese Männer alle drei gleich groß sind? Vermutlich nicht, dabei sind sie *tatsächlich* identisch. Messen Sie das gerne mit einem Lineal nach, wenn Sie ganz sichergehen wollen.

Diese Illusion zeigt, wie sich unser Gehirn von falschen »Fakten« überzeugen lässt. Als Sie sich erstmals mit Essen trösteten, glaubten Sie vermutlich, das sei Ihre freie Entscheidung. Aber was, wenn Ihre Entscheidung auf Fehlinformationen beruhte?

Während Sie dieses Buch lesen, sollten Sie die drei Männer immer im Hinterkopf behalten – und aufgeschlossen bleiben, damit Sie die Möglichkeit in Betracht ziehen, dass meine Aussagen wahr sein könnten, selbst wenn es Ihnen schwerfällt, sie zu glauben.

3. Deshalb lesen Sie dieses Buch

In diesem Kapitel

- Gehirnwäsche
- Der »Beweis« des Scheiterns
- Den Mut verlieren
- Was bin ich ohne mein Essen?
- Verleugnen
- Der einfache Weg

Wenn Sie gerade nichts essen, müssen Sie stets ans Essen denken, aber beim Essen wünschen Sie sich, Sie könnten es lassen? Das ist das Paradoxon des emotionalen Essens. Warum ist es so schwer, damit aufzuhören, obwohl es Ihnen keinen Genuss verschafft?

MIT EIGENEN WORTEN: SARAH, LONDON

Ich war etwa 16, als meine Essstörungen anfingen. Davor war alles normal, ich hatte weder mit Junkfood noch mit meinem Gewicht oder meinem Aussehen ein Problem: Ich war schlank, trug oft weite Kleidung und konnte mir nichts Schlimmeres vorstellen, als ein Kleid anziehen zu müssen.

Auf der weiterführenden Schule kam ich gut zurecht und hatte einen tollen Freundeskreis. Mein Leben war damals ziemlich unbeschwert, es ging mir richtig gut. Das alles änderte sich, als ich in dem Sommer, bevor ich aufs College wechselte, längere Zeit bei meiner Mutter verbrachte.

Was sie kochte, hatte mir schon immer sehr geschmeckt – unglaublich kohlenhydrat- und fleischlastige Gerichte. So etwas gab es jeden Tag, wenn ich bei ihr wohnte, und falls sie einmal keine Lust zum Kochen hatte, gingen wir chinesisch oder indisch essen oder holten uns etwas zum Mitnehmen (früher war sie mit mir immer in eine Pizzeria gegangen, in der Kinder unter zehn Jahren unbegrenzt essen durften). Bei ihr stand das Essen immer im Mittelpunkt.

In jenem Sommer verbrachte ich sechs Wochen am Stück bei meiner Mutter, viel länger als üblich, und sie mästete mich geradezu. Als Teenager mit gutem Appetit ließ ich mir das gerne gefallen, und sie hatte ihre Freude daran, mich zu umsorgen.

Dass ich so viel aß und mich dazu kaum bewegte, hatte jedoch körperliche Folgen, und als ich zu meinem Vater zurückkehrte, hatte ich fast zwölf Kilo zugelegt. Ich fühlte mich unglaublich unwohl in meiner Haut. Eine Freundin bemerkte sofort: »Du hast aber einen dicken Bauch bekommen.« Ich hatte dieses Mädchen zuletzt vor den Sommerferien gesehen, deshalb fiel ihr die Veränderung deutlich auf. Ich wurde rot. Zum ersten Mal war mir wichtig, was andere über mein Äußeres dachten.

Als ich dann aufs College wechselte, musste ich mich sehr anstrengen, um das Gewicht wieder loszuwerden, doch ich schlug mich tapfer und hielt bis zum zweiten Jahr durch. Meine Leistungen waren in Ordnung, aber ich hatte private Schwierigkeiten, weil meine Mutter wieder aufgetaucht war (wir hatten langjährige Probleme aufzuarbeiten) und mein Vater eine neue Stelle im Ausland antrat. Er war immer für mich da gewesen, die einzige Konstante in meinem Alltag. Ohne ihn geriet mein Leben aus den Fugen, und alles wurde nur noch schlimmer, als ich zu meiner Mutter zog. Die Situation machte mir emotional schwer zu schaffen, und da es nicht meine Art ist, negative Gefühle zu äußern (um andere nicht damit zu belasten), vertraute ich mich weder Freunden noch Angehörigen an. Jahrelang behielt ich alles für mich.

Infolgedessen wurden meine Essattacken immer schlimmer. Ich aß, damit ich mich besser fühlte, und erkannte nicht, dass damit alles nur noch schlimmer wurde. Mittags ging ich üblicherweise in den China-Imbiss in der Nähe der Uni, nach Vorlesungsende dann in den Fastfood-Laden, an dem ich auf dem Heimweg vorbeikam. An schlechten Tagen kaufte ich mir einen ganzen Eimer Hähnchenteile, die Familienportion. Weil es mir zu peinlich war, diese in der Öffentlichkeit zu vertilgen, trug ich das Essen immer schnell nach Hause, stellte den Eimer im Wohnzimmer auf den Fußboden, schaltete den Fernseher ein und schaufelte alles achtlos bis zum letzten Krümel in mich hinein.

Im Prinzip blendete ich damit alles andere aus, schaltete ab und verspürte immer Enttäuschung, wenn ich aufgegessen hatte. Für mich war das die einzige Zeit am Tag, die ich ganz für mich hatte, in der ich mir keine Sorgen machen oder über meine ungewisse Zukunft nachgrübeln musste.

Damals hatten meine Essattacken ihren Höhepunkt erreicht, und ich fand es allmählich unerträglich, so antriebslos, dick, aufgebläht und krank zu sein. Das Essen schien mich zu versklaven, und es schmeckte mir auch gar nicht mehr. Ich musste abnehmen, und zwar viel, in kürzester Zeit. Meine Lösung bestand darin, einfach gar nichts mehr zu essen.

Ich beschränkte mich auf eine winzige Mahlzeit pro Tag und war anfangs vom Erfolg ganz begeistert. Ich genoss es, dass meine Kleidung mir zu weit wurde. Außerdem bekam ich aus dem Freundeskreis Komplimente, und als mein Vater zu Besuch kam, freute er sich, dass ich so »gut« aussah. Niemand wusste von meiner Hungertaktik. Innerlich fühlte ich mich schrecklich.

Irgendwann schaffte ich es nicht mehr, noch weiter zu hungern, und nachdem ich beträchtlich an Gewicht verloren hatte, ging ich wieder zu den maßlosen Essanfällen über, die doch ursprünglich mein eigentliches Problem gewesen waren.

Dieses »Ernährungsmuster« verheimlichte ich vor meiner Mutter, die sich zu freuen schien, dass ich wieder »ordentlich« aß. Allerdings legte ich sehr schnell zu, sodass ich bald noch dicker war als zuvor. Ich schämte mich und war schrecklich enttäuscht von mir. Was würden meine Freundinnen sagen, wenn ich sie wiedersah? (Damals ging ich nur selten aus dem Haus und traf mich oft wochenlang mit niemandem.) Was würde mein Vater von mir denken?

Also setzte ich wieder auf die Hungertaktik, doch diesmal fiel mir das Durchhalten weitaus schwerer. Nach einem langen Tag am College ging ich in den kleinen Supermarkt und kaufte mir Cornflakes mit Schokoladenüberzug und Schokokekse aus der Backwarenabteilung, jeweils eine große Plastikbox voll. Ich war fest entschlossen, mir von beidem nur eine kleine Kostprobe zu gönnen, stellte die Packungen auf den Küchentisch, stemmte die Deckel auf und nahm mir etwas. Ich versuchte, den widerlich süßen Geschmack in kleinen Häppchen zu genießen, doch die waren im Handumdrehen verspeist. Die beiden großen Behälter voller »Leckereien« lockten mich. Ich redete mir ein, eine zweite kleine Portion könne ich mir ruhig erlauben. Natürlich führte eins zum anderen, bis ich schließlich jede Beherrschung verlor und beide Packungen leeraß. Als ich alles aufgefuttert hatte, war ich fast außer Atem.

Mir war übel, und ich schämte mich sehr. Wochenlang hatte ich mit eiserner Willenskraft auf Essen verzichtet und jetzt auf einen Schlag alles zunichtegemacht. 2000 Kalorien Junkfood hatte ich mir einverleibt! Mit Kalorien kannte ich mich mittlerweile bestens aus und wusste deshalb nur zu gut, was ich in knapp zehn Minuten vertilgt hatte.

Was danach geschah, erschien mir so logisch, dass ich kaum darüber nachdachte. Ich war allein zu Hause und ging direkt zur Toilette. Dort erbrach ich alles, was ich zu mir genommen hatte, auch die Reste der früheren Mahlzeiten an diesem Tag. Sofort hatte ich das Gefühl, es gehe mir »besser«, weil ich mich leer, leicht und ein wenig schwindelig fühlte. Ich glaubte, wieder die »Kontrolle übernommen« zu haben, und hatte deshalb kein schlechtes Gewissen. Nach meiner verqueren Logik war es ganz natürlich, den Mist wieder von mir zu geben, den ich mir so einverleibt hatte. Im Laufe der Zeit wurde das Erbrechen meine Patentlösung.

Wenn ich einmal schwach geworden war, konnte ich sofort alles wieder loswerden. Das wurde für mich zur Sucht, ich sehnte mich nach dem Gefühl der Leere und genoss diese vermeintliche Kontrolle. Allerdings verspürte ich diesen Drang nur, wenn ich industriell verarbeitete Nahrung zu mir genommen hatte (bei gesunden Lebensmitteln seltsamerweise nie). Ich weiß, dass viele Menschen hin und wieder auf die Idee kommen, ihre Nahrung zu erbrechen, und ich kann nur betonen, dass es mich fast zerstört hat und genau das Gegenteil von dem bewirkt, das man eigentlich erreichen will.

Dieser Teufelskreis hatte mich mehrere Jahre fest im Griff, bis mein Vater schließlich nach London zurückkehrte. Ich beschloss, nach dem College wieder zu ihm zu ziehen. Ohne ihn war das Leben für mich anstrengend und belastend gewesen, und ich sehnte mich nach der Verlässlichkeit, die mir seit fast vier Jahren fehlte. (Diese Zeit hatte ich vorwiegend mit Essattacken, Erbrechen und Kalorienzählen verbracht.)

Zu Hause wechselte ich mich mit meinem Vater und meinen Schwestern beim Kochen ab. So war ich gezwungen, Rücksicht auf andere zu nehmen und ihre Bedürfnisse über meine eigenen zu stellen. Folglich beschäftigte ich mich eingehender mit der Nahrung, die ich kochen wollte, und servierte gesunde, nahrhafte Gerichte mit reichlich Gemüse und Salat.

Je weniger industriell verarbeitete Lebensmittel ich aß, desto weniger und seltener wurden die Brechanfälle. Ich wurde ruhiger.

Mir wurde klar, dass ich bei einer solchen Ernährungsweise kein schlechtes Gewissen haben musste, und verzichtete manchmal sogar auf das Kalorienzählen. An manchen Tagen kam mir nicht einmal der Gedanke, meine Essen wieder zu erbrechen, und ich hungerte auch nicht mehr.

Wenn ich an diese Zeit zurückdenke, wird mir klar, dass ich eine ungesunde Beziehung zu Junkfood entwickelt hatte, weil ich einen unglaublich belastenden und emotionalen Lebensabschnitt durchmachen musste. Ich habe Jahre gebraucht, um mich davon zu befreien. Das gelang mir erst, als ich erkannte, dass Essattacken und Fasten meine Gefühle und Ängste nicht abstellen konnten, sondern diese vielmehr auslösten und dazu führten, dass es mir noch schlechter ging. Meine Ängste, meine Sorgen und meine Einsamkeit wurden durch mein Essverhalten nicht besser. Es bot mir nicht den geringsten Trost.

Als ich das Buch *Endlich ohne Zucker* von Allen Carr las, durchschaute ich viele Zusammenhänge. Ich erfuhr, dass ich meine Nahrung genießen konnte, indem ich ein gesundes Verhältnis zu Lebensmitteln entwickelte und erkannte, was schlechter Zucker wirklich ist: ein Gift.

Mittlerweile sind die Ängste, die mich jahrelang geplagt haben, fast vollständig verschwunden. Doch das war nur möglich, weil ich keinen schlechten Zucker mehr esse und mich endlich wohl in meiner Haut fühle. Im Prinzip hat das Buch mir sämtliche Antworten geliefert und bewirkt, dass ich eine positive Einstellung zu Nahrungsmitteln aufbaute, die ich zuvor nicht kannte.

GEHIRNWÄSCHE

Emotionales Essen nimmt dem Essen jeglichen Genuss. Immer, wenn man seinem Verlangen nachgibt, fühlt man sich schlecht und wünscht sich sehnlichst, man könnte damit aufhören. Die Vorfreude, die wir von Natur aus empfinden, wenn uns ein wirklich köstlicher Leckerbissen erwartet, verschwindet, wenn man Junkfood zu sich nimmt. Essen wird dann zu einem zwiespältigen oder gar faden Erlebnis, nach dem man sich schlecht und niedergeschlagen fühlt. Wenn emotionales Essen also dazu führt, dass man Nahrung leid wird, warum lässt man es dann nicht einfach? Das liegt daran, wie unser Gehirn gepolt ist. Der rationale Verstand mag Ihnen sagen, dass Ihre Ernährungsweise schädlich ist und unglücklich macht und dass Sie damit aufhören müssen, doch Ihr emotionaler Verstand verlangt weiterhin nach Junkfood. Warum? Weil er auf die Überzeugung konditioniert wurde, dass einzig und allein Junkfood Genuss oder Trost verschaffen kann. So entsteht ein Tauziehen zwischen zwei Ängsten: Die Angst vor dem, was emotionales Essen mit Ihnen anrichtet, gegen die Angst vor einem Leben ohne Ihre vermeintliche kleine Stütze. Für viele Menschen ist es eine Offenbarung, wenn sie erkennen, dass beide Seiten dieses Tauziehens die gleiche Ursache haben: emotionales Essen.

Es gibt nur eine Möglichkeit, sich zu befreien und dafür zu sorgen, dass der rationale Verstand wieder die Kontrolle übernimmt: die Easyway-Methode. Sie müssen die

Gehirnwäsche rückgängig machen, die das Verlangen nach Junkfood auslöst, und sich aus der Sucht befreien, die Sie versklavt hält. Bevor Sie damit anfangen können, müssen Sie jedoch sicherstellen, dass Sie die richtige Einstellung haben. Das bedeutet zweierlei:

1. Erkennen und akzeptieren Sie, dass Sie einer Gehirnwäsche ausgesetzt sind.
2. Entwickeln Sie eine positive Einstellung zur Flucht aus der Falle.

Der Unterschied zwischen Easyway und allen anderen Methoden, die angeblich gegen eine Sucht helfen, besteht darin, dass die anderen Methoden zuallererst vermitteln, dass es nicht leicht sein wird, die Sucht zu überwinden. Diese Aussage bestärkt die Gehirnwäsche, die alle Süchtigen unwissentlich in der Falle hält, denn je schwerer sie sich das Aufhören vorstellen, desto eher schrecken sie davor zurück, es überhaupt zu versuchen, und desto bereitwilliger trösten sie sich mit dem »vertrauten Übel«.

DIE ÜBERZEUGUNG, DASS AUFHÖREN SCHWER IST,
HÄLT SIE IN DER FALLE DES EMOTIONALEN ESSENS,
OBWOHL SIE WISSEN, DASS ES IHNEN SCHADET.

Die offensichtliche Frage lautet also:

WENN ES SO LEICHT IST, WARUM HÖRT
DANN NICHT JEDER AUF?

Solche Fragen sind wichtig, denn Sie sollten nicht einfach alles schlucken, was man Ihnen sagt. Ich möchte, dass Sie alles, was Sie über Ihre Ernährung hören, kritisch hinterfragen, und zwar auch alles, was man Ihnen früher einmal gesagt hat. Kritische Fragen fördern die Wahrheit zutage. Nur leider hinterfragen die wenigsten die Informationen, die von Generation zu Generation über Nahrung weitergegeben werden.

Easyway funktioniert. Millionen ehemals süchtiger Menschen in aller Welt können dafür bürgen. Vorläufig spielt es keine Rolle, ob Sie das glauben oder nicht, wichtig ist nur, dass Sie die Anweisungen befolgen. Was haben Sie schon zu verlieren? Dass Sie noch hilfloser werden, sich Ihre Gesundheit weiter verschlechtert und Sie sich noch elender fühlen? Überlegen Sie einmal genau, weshalb Sie davon ausgehen, dass Aufhören schwer sein muss.

DER »BEWEIS« DES SCHEITERNS

Vermutlich kennen Sie andere Menschen, die vergeblich versucht haben, ihr Essproblem in den Griff zu bekommen. Vielleicht haben Sie selbst auch schon einmal einen Versuch unternommen, sind jedoch wieder in die Falle geraten, weil eine unsichtbare Macht Sie gelockt hat, der Sie nicht widerstehen konnten.

Jeder fehlgeschlagene Versuch, eine Sucht zu überwinden, ist aus zweierlei Gründen schädlich. Zum einen nimmt Ihre Selbstachtung Schaden. Diese ist bereits angeschlagen, weil Sie sich Ihrer Sucht hilflos ausgeliefert fühlen, und jedes Scheitern versetzt Ihrem Selbstbewusstsein einen weiteren Schlag. Sie sehen darin einen Angriff auf Ihre Persönlichkeit und ein Zeichen für Charakterschwäche.

Zum anderen verstärkt ein gescheiterter Aufhörversuch die Überzeugung, dass Ihre Sucht ein unüberwindliches Gefängnis ist, aus dem es kaum ein Entkommen gibt.

Das gilt nicht nur für eigene gescheiterte Aufhörversuche, sondern Fehlschläge, die andere erleben, haben die gleiche Wirkung. Immer, wenn Sie hören, dass jemand vergeblich versucht hat, seine Sucht zu überwinden, bestätigt sich der Eindruck, dass Aufhören unglaublich schwer ist.

Dabei sind diese Menschen, die ihre Sucht nicht loswerden, in vielerlei Hinsicht sehr stark – genau wie Sie selbst. Es gibt keinen gewissen »Menschenschlag«, der süchtig wird, weil er schwach oder zu dumm ist, eine Lösung für sein Problem zu finden. Viele hochintelligente, entschlossene, tapfere und starke Persönlichkeiten haben das Elend der Sucht erlebt und waren nicht in der Lage, sich daraus zu befreien. Das liegt nicht daran, dass die Flucht so schwierig ist, sondern daran, dass sie auf die falsche Methode gesetzt haben.

DEN MUT VERLIEREN

Der Falle kann man nur entkommen, wenn man eine positive Einstellung hat. Damit ist allerdings nicht gemeint, dass Sie ungeheure Willenskraft aufbringen müssen. Viele Menschen gehen davon aus, doch diese Annahme ist falsch und stürzt die Süchtigen sogar noch tiefer in die Falle. Später in diesem Buch werden wir noch genauer darauf eingehen, doch vorerst sollten Sie sich lediglich auf den Gedanken einlassen, dass Sie keine Willenskraft brauchen, um Ihre Essstörung zu überwinden.

Wer mit einem Aufhörversuch scheitert, vermutet in der Regel, es habe an der Willenskraft gefehlt, den Verlockungen der Lieblingsnahrung zu widerstehen.

Diese Leute führen den Fehlschlag auf eine persönliche Schwäche zurück, die sie daran hindert, dauerhaft aufzuhören.

Auch dieser Irrglaube ist durch die Gehirnwäsche entstanden – und diese Gehirnwäsche geht nicht nur von denjenigen aus, die dafür sorgen wollen, dass Sie süchtig bleiben. Auch die meisten Methoden, die angeblich gegen eine Sucht helfen, betonen von Anfang an, man brauche große Willenskraft. Nur Easyway verfolgt seit jeher einen anderen Ansatz und ist zudem die wirkungsvollste Methode, die es gibt.

Ich habe versprochen, dass Sie mit diesem Buch Ihre Essstörung ohne das Gefühl von Verzicht oder Opfer überwinden werden. Wenn Sie nach den letzten Seiten begeistert feststellen, dass Sie frei sind, werden Sie genau wissen, was ich damit meine. Vorläufig mag es Ihnen jedoch noch schwer vorstellbar erscheinen, dass Sie Ihr Essproblem wirklich ohne eine Unmenge an Willenskraft und qualvolle Entzugsphasen überwinden können.

Sie haben die Wahl:

1. Lesen Sie weiter, befolgen Sie die Anweisungen und finden Sie selbst heraus, ob ich mit meiner Behauptung Recht habe.
2. Oder machen Sie weiter wie bisher, erdulden Sie das Elend des emotionalen Essens, geraten Sie immer tiefer und tiefer in die Falle, schaden Sie Ihrer Gesundheit, Ihrer Figur, Ihrer Selbstachtung und geben Sie sich einem schlimmen Schicksal geschlagen.

Wenn Sie meinen, dass Sie in der Vergangenheit mit einem Aufhörversuch gescheitert sind, weil es Ihnen an Willenskraft fehlte, habe ich erfreuliche Nachrichten für Sie. Willenskraft war gar nicht nötig. Sie sind gescheitert, weil Sie auf eine falsche Methode gesetzt haben. Mit diesem Buch haben Sie eine Methode gefunden, die nachweislich für Millionen von Menschen in aller Welt funktioniert. Sei es die Sucht nach Nikotin, Cannabis, verschreibungspflichtigen Medikamenten, Alkohol oder Zucker (all diese Probleme gelten vorrangig als körperliche Süchte) oder Spielsucht, Verschwendungssucht, Sucht nach digitalen Geräten oder emotionales Essen (die gemeinhin als psychische Süchte gelten): Mit dieser Methode konnten sich viele Millionen Menschen befreien. Ganz mühelos! Sie müssen lediglich weiterlesen und sämtliche Anweisungen befolgen. Es ist wirklich so einfach!

WAS BIN ICH OHNE MEIN ESSEN?

Diese Frage mag seltsam klingen, aber für manche Menschen kann es Teil ihrer Identität sein, dass sie für ihre Völlerei bekannt sind. Manche, wahrscheinlich sogar die allermeisten Menschen, die sehr viel essen, tun dies vorwiegend im Geheimen, doch andere tragen ihren übermäßigen Nahrungskonsum wie einen Orden zur Schau und scheinen stolz darauf zu sein, dass sie als »Vielfraß« gelten. Mit scherzhaften Bemerkungen zum Thema Essen lässt sich leicht für allgemeine Heiterkeit sorgen, und das kann dazu führen, dass man sich über seine Nahrung definiert – was, wann und wie viel man isst.

Auch hier wird erneut deutlich, wie eine Sucht die Denkweise verzerren kann. Man sieht über das Elend, die gesundheitlichen Beeinträchtigungen, die Qualen, den Selbsthass hinweg und betrachtet sein Problem in gewisser Weise als persönliches oder zur Schau gestelltes Charisma.

Im Grunde kennt man natürlich die Wahrheit. Wer aus emotionalen Gründen isst, ist alles andere als fröhlich, sondern leidet unablässig unter der Essstörung, den körperlichen und psychischen Beeinträchtigungen, den Auswirkungen auf die Gesundheit und dem Verlust der Kontrolle.

Deshalb geben sich die Betroffenen große Mühe zu vertuschen, dass überhaupt eine Essstörung vorliegt. Sie lächeln tapfer, um das Elend und die Ratlosigkeit zu überspielen. Insgeheim jedoch schämen sie sich dafür, wie ihr Essverhalten das Leben beeinflusst. Niemand soll erfahren, dass sie die Kontrolle verloren haben, dass sie das Leben nicht mehr genießen und in einer Falle sitzen, aus der sie kein Entkommen sehen.

Sie selbst kennen die Wahrheit: Es ist weder liebenswert noch amüsant, wenn man süchtig nach Junkfood ist. Die Folgen für die körperliche Gesundheit sind im besten Fall deprimierend, im schlimmsten Fall vernichtend. Für die psychische Gesundheit bedeutet die Sucht einen Teufelskreis aus Elend und Ratlosigkeit.

MIT EIGENEN WORTEN: PAUL

Gemeinhin geht man davon aus, dass Menschen, die zu viel essen, in ihrer Kindheit nicht den richtigen Umgang mit Nahrung gelernt haben. Vielleicht hat man ihnen zu viele Süßigkeiten erlaubt oder sie bei den Mahlzeiten zu sehr vollgestopft. Auf mich trifft das ganz sicher nicht zu. Meine Mutter hat toll gekocht, und ich war fit, schlank und sehr aktiv, bis ich zu Hause auszog.

Meine Probleme fingen erst an, als ich die Freiheit hatte, für mich selbst einzukaufen. Ich wusste, dass andere Kinder Fastfood, Schokolade und Kuchen essen durften, deshalb waren solche Dinge für mich verbotene Verlockungen. Als ich dann plötzlich uneingeschränkten Zugang dazu hatte, schlug ich hemmungslos zu.

Fast drei Jahre lang ernährte ich mich ausschließlich von Junkfood. Ich nahm über 40 Kilo zu und verlor das Interesse an jeglichen sportlichen Freizeitaktivitäten. Oft werde ich gefragt, wieso ich mein Essverhalten nicht änderte, als ich zunahm. Gute Frage. Warum hören wir nicht auf, wenn wir bemerken, wie sehr wir uns schaden? Ich verstand es selbst nicht. Ich wusste nur, dass mich einzig und allein Essen aufmuntern konnte, wenn ich unglücklich über meine Figur war, und alle meine Aufhörversuche schlugen fehl. Dank Easyway ist mir mittlerweile klar, warum ich nicht aufgehört habe. Ich sah die Nahrung nicht als Problem, sondern dachte, das Problem sei ich selbst. Ich wollte mich mit Essen trösten und erkannte nicht, dass Essen die eigentliche Ursache für mein Elend war.

Dank Easyway habe ich das durchschaut und mache mir nun keine Vorwürfe mehr. Sobald sich meine Einstellung geändert hatte, konnte ich aufhören, Junkfood zu essen, und hatte nicht mehr das Gefühl, auf etwas zu verzichten. Ich ging nicht mehr davon aus, dass es mir an Willenskraft fehlte. Mittlerweile bin ich wieder bestens in Form, und vor allen Dingen kann ich mich auf Mahlzeiten freuen und den Geschmack meines Essens genießen – genau wie früher, als meine Mum für mich gekocht hat.

VERLEUGNEN

Jeder, der an einer Essstörung leidet, würde das nur zu gerne abstellen. Da ihnen das nicht gelingt, kommen sich die Betroffenen dumm und schwach vor, und deshalb erfinden sie Ausreden dafür, dass sie weiterhin zu viel essen.

»So bin ich nun mal.«
»Mein Körper braucht diese Energie.«
»Das mache ich nur, damit andere etwas zu lachen haben.«

Das sind nur einige Beispiele dafür, wie Süchtige ihr Problem verleugnen. Sie implizieren allesamt, dass man sich stets aus freiem Willen für das Essen entscheidet. Dabei weiß jeder, der von einer Essstörung betroffen ist:

SIE HABEN DAS EMOTIONALE ESSEN NICHT IM GRIFF – ES KONTROLLIERT SIE.

Emotionales Essen tritt in verschiedenen Formen auf, und je nach Fall haben Sie vielleicht manchmal das Gefühl, dass Sie die Kontrolle haben, weil Sie dem Verlangen, etwas in sich hineinzustopfen, nicht nachgeben. Dieses Gefühl von Kontrolle kann berauschend sein und in gewisser Weise süchtig machen, doch wenn die Willenskraft nachlässt, schwindet die Kontrolle, sodass sich die Essattacken mehren und immer häufiger zu viel gegessen wird. Damit entsteht ein Teufelskreis, den man pauschal als emotionales Essen bezeichnet. Bei manchen Menschen führt, wie bereits erwähnt, sogar die Phase, in der sie sich eine Zeitlang strikt beherrschen, zur Sucht, während andere Betroffene süchtig nach dem Moment sind, in dem sie jegliche Kontrolle fahren lassen (und sich der Essattacke hingeben). In vielen Fällen liegt eine schwer nachvollziehbare Kombination beider Formen vor. (Diese Probleme haben nichts mit der körperlichen Sucht nach raffiniertem Zucker und industriell verarbeiteten, stärkehaltigen Kohlenhydraten zu tun.)

Die drei Elemente der Sucht nach emotionalem Essen sind:

1. Selbstbeherrschung, um Essattacken zu VERHINDERN,
2. Aufgabe der Kontrolle, dem Essimpuls wird nachgegeben,
3. Sucht nach raffiniertem Zucker, industriell verarbeiteten und stärkehaltigen Kohlenhydraten.

Ich bin mir sicher, dass das erste Element nicht jedem einleuchtet. Natürlich spricht nichts dagegen, mit Disziplin und Willenskraft zu verhindern, dass man zu viel isst. Nur erfordert das große Anstrengung, lässt sich so gut wie nie auf Dauer durchhalten und ist deshalb zum Scheitern verurteilt. Und vor allen Dingen ist es nicht nötig.

Sobald Sie durchschaut haben, wie Ihre Sucht nach emotionalem Essen zustande gekommen ist, ist keine Selbstbeherrschung mehr nötig. Einer Familienpackung Eiscreme müssen Sie dann genauso wenig mit Disziplin und Willenskraft widerstehen wie einem Teller roher Kartoffeln!

Manche Menschen, die von Essstörungen betroffen sind, geben nach einer Essattacke die Nahrung wieder von sich (durch absichtliches Erbrechen, Missbrauch von Abführmitteln, Diuretika oder Klistiere). Wenn das auf Sie zutrifft oder wenn Sie dauerhaft extreme Kontrolle ausüben, um eine »normale« Nahrungsaufnahme zu verhindern, rate ich Ihnen dringend, sich ärztlich beraten zu lassen oder sich an eine der hervorragenden gemeinnützigen Stellen und Organisationen zu wenden, die vorurteilsfrei ein offenes Ohr, Unterstützung, Beratung und

Hilfe für Menschen anbieten, die mit »sonstigen Essstörungen« (OSFED), der Binge-Eating-Störung, Bulimie oder Magersucht zu kämpfen haben.

Eine solche Beratung ist uneingeschränkt zu empfehlen und wird Ihnen sicherlich entscheidend weiterhelfen. Bitte seien Sie nicht enttäuscht, wenn wir hier nicht auf Ihr ganz spezifisches Problem eingehen. Es ist schlichtweg unmöglich, sämtliche Aspekte des emotionalen Essens einschließlich Bulimie, Magersucht und sämtlicher Zwischenformen umfassend abzuhandeln. Wenn Sie von diesen schweren Störungen betroffen sind, wird dieses Buch hoffentlich dazu beitragen, dass Sie Ihr Verhältnis zu Essen und Gefühlen in einem neuen Licht sehen und sich dazu durchringen, die oben genannten Hilfsangebote in Anspruch zu nehmen.

Die meisten Menschen, die dieses Buch lesen, sind jedoch glücklicherweise nicht von diesen Extremformen betroffen, obwohl emotionales Essen zweifellos in jedem Fall sehr unangenehm und eine große Beeinträchtigung ist. Die Betroffenen sehen sich in einem endlosen Kampf um die Kontrolle über die Nahrungsaufnahme gefangen, wollen unkontrollierte Essattacken verhindern und das unerträgliche Elend der Isolation, Scham, Selbstvorwürfe und Gewissensbisse abstellen, die sich während oder nach den Essanfällen einstellen.

Dazu kommen körperliche Symptome wie häufiges Verlangen nach bestimmten Nahrungsmitteln, Gewichtszunahme oder Völlegefühl nach Mahlzeiten und Essattacken sowie damit einhergehende Stimmungsschwankungen, Angstzustände und Depressionen.

Selbst bei dem vermeintlichen Genuss, sich hin und wieder gehen zu lassen und jegliche Kontrolle über das Essverhalten aufzugeben, bleibt tief in Ihrem Inneren immer der bohrende Gedanke, dass Sie sich »nicht im Griff« haben und sich früher oder später mit diesem Problem befassen müssen.

Mit dieser Wahrheit werden Sie oft gerade dann konfrontiert, wenn es Ihnen besonders schlecht geht, wenn das Gewicht der Welt Sie in die Knie gezwungen hat: Die Tatsache, dass Ihr Konsum von Nahrungsmitteln (und manchmal auch der Alkoholkonsum) völlig außer Kontrolle geraten ist, verschärft fast alle Probleme, die Ihnen gerade so unbezwingbar, so unerträglich, so unüberwindlich erscheinen, sei es im Privaten, in Ihrer Beziehung zu Familie und Freunden, im Beruf oder in allem zusammen.

Wer keine Kontrolle über die eigene Nahrungsaufnahme hat, fühlt sich unweigerlich schrecklich. Dass gewisse Dinge verlockend erscheinen, ist eine Sache, etwas ganz anderes ist jedoch, wie man sich fühlt, wenn man sie konsumiert hat. Der Begriff »Junkfood« kommt aus gutem Grund vom englischen Wort »junk«, also Müll.

Problematisch sind nicht nur die Nahrungsmittel, die gemeinhin als Junkfood gelten, also Fastfood zum Mitnehmen, sondern auch viele andere Produkte, die Sie vermutlich nicht als Junk betrachten: Brot, Nudeln, Kartoffeln (ob frittiert, gekocht oder gebraten), sämtliche stärkehaltigen Kohlenhydrate sowie industriell verarbeitete Nahrung bewirken, dass es Ihnen körperlich und psychisch schlecht geht. Fühlen Sie sich etwa leicht, voller Energie und lebendig, nachdem Sie eine große Schüssel Nudeln verdrückt haben? Oder essen Sie davon nicht meist viel zu viel und sind danach aufgebläht und antriebslos?

Ob Produkte aus raffiniertem Zucker, Schokolade, Kuchen, Kleingebäck oder Desserts, Backwaren, Kartoffeln, stärkehaltige Kohlenhydrate oder Reis, es gibt zwei Gründe, warum man davon meist zu viel isst:

1. Diese Produkte haben so gut wie keinen Nährwert, deshalb hält Ihr Gehirn Sie dazu an, immer mehr davon zu essen, um die Nährstoffzufuhr zu sichern, die nötig ist, um Ihren Hunger zu stillen.
2. Sie machen süchtig!

Nahrungsmittel mit raffiniertem Zucker und stärkehaltigen Kohlenhydraten bezeichne ich pauschal als »schlechten Zucker«, während der Zucker und die Kohlenhydrate in frischem Obst und Gemüse das vollkommene Gegenteil sind, nämlich »guter Zucker«. Zum Glück lässt sich eine Sucht nach schlechtem Zucker leicht überwinden. Es klingt naheliegend, aber sobald man ihn nicht mehr isst, wirkt er nicht mehr verlockend. Allerdings nur, wenn Sie die Funktionsweise der Sucht verstehen, und die Illusion von Genuss durchschauen können.

Nach einer Phase des »Gehenlassens« (das kann ein Tag sein, ein paar Tage, mehrere Wochen oder ein ganzer Monat, vielleicht sogar der gesamte Sommerurlaub, die Feiertage über Ostern, Weihnachten, Neujahr oder jeder andere Zeitpunkt, zu dem Ihre psychische und körperliche Verfassung besonders angegriffen ist) versuchen Sie also, sich wieder in den Griff zu bekommen.

Entweder gelingt Ihnen das überhaupt nicht, auf einen »guten Vormittag« folgen »schlechte Nachmittage und Abende«, oder es gibt »gute« und »schlechte« Tage. Vielleicht haben Sie auch eine Zeitlang Erfolg, erleben dann aber einen Rückfall, ernähren sich wieder eine Weile gesund, bevor der nächste Rückfall kommt.

Und so ergibt sich ein ständiges Auf und Ab. Wenn Sie das Gefühl haben, dass es gut läuft, machen Sie sich vor, alles sei in Ordnung, und sehen über gelegentliche »Ausrutscher« hinweg, entschuldigen diese mit »Die Woche war hart – ich habe mir etwas Entspannung verdient« oder »Immerhin hat meine beste Freundin Geburtstag – ich will nicht die Spaßbremse sein, die nur Salat isst« oder irgendeiner anderen Begründung, die Ihnen in den Sinn kommt. Im Grunde sind das nur Ausreden.

Das Gefühl ist furchtbar, aber wenn Ihnen eine oder alle der oben beschriebenen Situationen bekannt vorkommen, habe ich nur gute Nachrichten für Sie. Die Freiheit wartet auf Sie. Sie müssen lediglich weiterlesen und die Anweisungen befolgen.

Wer in einer Falle sitzt, gesteht sich das nur äußerst widerwillig ein. Man hat zwei Alternativen: In der Falle bleiben und weiter leiden – oder entkommen. Entkommen erscheint oft furchteinflößender als das Bleiben, wenn die Gehirnwäsche zu der Überzeugung verleitet hat, dass der Weg in die Freiheit schwierig und qualvoll sein wird. Die vertraute Falle erscheint in diesem Fall als das kleinere Übel.

Wenn Ihnen jedoch klar wird, dass das Entkommen weder qualvoll noch schwierig sein muss, ändert sich die

Lage komplett. Sie haben es dann nicht mehr mit einem Tauziehen zwischen zwei Übeln zu tun, sondern können zwischen einem Übel und einer einfachen, angenehmen Alternative wählen. Dann wird das Entkommen ganz leicht.

DER EINFACHE WEG

Sie können sich ziemlich genau vorstellen, wie Ihr Leben aussehen wird, wenn Sie sich dafür entscheiden, weiter in der Falle zu bleiben. Weitere körperliche Beeinträchtigungen und weitere psychische Qualen. Nun wollen wir uns anschauen, welches Leben Sie erwartet, wenn Sie »unbeschwert essen«.

GESUNDHEIT

Übermäßiges Essen wirkt sich sowohl auf die psychische als auch auf die körperliche Gesundheit aus. Übergewicht belastet sämtliche lebenswichtigen Organe, darunter Herz und Lunge, sodass die einfachsten körperlichen Betätigungen äußerst anstrengend werden. So entsteht in Ihrem Kopf ein Kreislauf der Sucht, der bewirkt, dass Sie keinen echten Genuss mehr verspüren können, weil Ihr Gehirn ständig nach der »Belohnung« durch Junkfood verlangt. Die Kombination aus körperlichem und psychischem Unbehagen kann zu Schlafproblemen führen. Je schlechter man sich fühlt, desto stärker vernachlässigt man sämtliche Aspekte der Gesundheit. Wenn Sie sich aus der Tyrannei des emotionalen Essens befreit haben, werden Sie den Geschmack Ihrer Nahrung wieder richtig genießen. Sie werden sich fitter und energiegeladener fühlen, erholsamer schlafen und insgesamt fantastische Gesundheit und Wohlbefinden erleben. Nicht nur Ihre körperliche Gesundheit wird sich entscheidend verbessern, sondern auch die psychische. Die Befreiung von der furchtbaren dunklen Wolke der ständigen Essattacken und der vielen Versuche, Ihre Nahrungsaufnahme zu kontrollieren, die ständiges Versagen zur Folge haben, Angst und Scham auslösen und das Selbstbewusstsein beeinträchtigen, fühlt sich an wie das Entkommen aus einer kalten, dunklen Gefängniszelle – hinaus in die Sonne, unter den blauen Himmel, in die Freiheit.

KONTROLLE

Wenn Sie etwas so Grundlegendes wie die Nahrungsaufnahme wieder unter Kontrolle haben, werden Sie sich unendlich viel besser fühlen. Sie werden merken, dass Sie wieder selbst entscheiden, welche Richtung Ihr Leben nimmt, und entspannter leben können, befreit von dem ständigen Kampf mit dem Essen. Statt »wieder unter Kontrolle« sollte ich eigentlich »nicht mehr außer Kontrolle« sagen. Schließlich geht es nicht darum, Ihre Nahrungsaufnahme unter Kontrolle zu bringen, sondern dafür zu sorgen, dass Ihr Gehirn und Ihr Körper die Aufgaben erledigen, für die sie gemacht sind.

Braucht ein Eichhörnchen etwa Willenskraft oder Kontrolle, um seine Ernährung zu steuern? Keineswegs. Es kann von Natur aus zwischen geeigneter Nahrung und

Gift unterscheiden. Genauso geht es allen wild lebenden Tieren in ihrer natürlichen Umgebung. Sie fressen keinen Müll, sie futtern nicht mehr, als sie brauchen, und sie schaffen das ganz ohne Ernährungsberatung, Diätpläne oder digitale Waagen.

EHRLICHKEIT

Wenn Sie Ihre Essstörung überwunden haben, müssen Sie sich nicht mehr schämen und Ihre Sucht nicht mehr verheimlichen. Dadurch werden Sie weitaus weniger Stress verspüren, weniger oft das Gefühl haben, sich verteidigen zu müssen, und nicht mehr unter Selbstzweifeln mit der damit verbundenen Beeinträchtigung der Selbstachtung leiden.

SELBSTWERTGEFÜHL

Ihr neues, stressfreies Leben und die Erkenntnis, dass Sie dem Junkfood nicht mehr ausgeliefert sind, wird dazu führen, dass Sie sich viel wohler in Ihrer Haut fühlen. Wenn Sie daran denken, wie es Ihnen gelungen ist, aus der Falle zu entkommen, können Sie Stolz und Begeisterung empfinden.

ZEIT

Vielleicht müssen Sie Ihre Mahlzeiten künftig etwas genauer und sorgfältiger planen, doch nachdem Sie aus der Falle entkommen sind, ist das keine lästige Pflicht, sondern eine befreiende Tätigkeit. Es ist wunderbar, wenn man sich bewusst macht, was und wie man isst, und Sie werden feststellen, dass Sie mehr Zeit und Lust haben, sich mit dem zu beschäftigen, was Ihnen wirklich Freude macht, wie körperliche Betätigung oder gemütliches Beisammensein im Familien- oder Freundeskreis.

GELD

Übermäßiges Essen ist teuer, Junkfood ebenfalls. Sie können sich darauf freuen, dass Sie weitaus weniger für Lebensmittel ausgeben werden, wenn Sie Ihr Geld nicht mehr für Junkfood aus dem Fenster werfen, das keinerlei Befriedigung verschafft.

All diese und noch viele weitere Vorteile erwarten Sie, wenn Sie sich aus der Falle des emotionalen Essens befreien. Um das zu schaffen, brauchen Sie keine Willenskraft und müssen auch keine qualvolle Entzugsphase überstehen. Sie müssen lediglich eine positive Einstellung haben und die Illusionen, die Sie in die Falle gelockt haben, sorgfältig abstellen.

Das können Sie erreichen, indem Sie einfach die Anweisungen befolgen. Wenn Sie also glauben, Sie werden ein schlimmes Trauma durchleben oder auf etwas verzichten, das Ihnen sehr kostbar ist, verbannen Sie diesen Gedanken und malen Sie sich lieber die vielen wunderbaren Vorteile aus, die Sie bald genießen werden.

DRITTE ANWEISUNG:
STARTEN SIE VOLLER VORFREUDE!

4. Erste Schritte Richtung Freiheit

In diesem Kapitel

- So funktioniert Easyway
- Gesund und genussvoll essen
- Frei werden und bleiben
- Produktprofil

Die Überzeugungen, die Sie im Elend der Sucht gefangen halten, sind nur Illusionen. Sie müssen das Leben ohne emotionales Essen nicht fürchten. Es ist ganz einfach, aus der Falle zu entkommen, und Sie werden keinen Verzicht verspüren. Das ist die Wahrheit, nun müssen wir nur dafür sorgen, dass Sie diese akzeptieren.

Wer verzweifelt nach der Lösung für ein Problem wie das emotionale Essen sucht, meint vielleicht, nur ein Wunder könne helfen. Vielleicht haben Sie schon einmal gehört, dass Easyway geradezu Wunder wirkt, und sicherlich möchten Sie gerne hinter das Geheimnis dieser magischen Methode kommen. Gut möglich, dass Sie sich fragen, warum ich Ihnen die Zauberformel nicht einfach direkt verrate. Bitte glauben Sie mir:

1. Es gibt kein Geheimnis.
2. Hier ist keine Zauberei am Werk… auch wenn es so scheinen mag.

Easyway funktioniert, indem die Illusionen, die Ihnen durch die Gehirnwäsche weisgemacht wurden, mit unbestreitbarer Logik beseitigt und durch rationales Denken ersetzt werden, sodass Sie nicht mehr das Verlangen haben, emotionale Probleme mit Nahrung zu lösen. Der Schlüssel sind die Anweisungen, die Sie in diesem Buch erhalten und die wie ein Zahlenschloss zu einem Safe verwendet werden sollen. Sie müssen jeden Schritt verstehen und in der richtigen Reihenfolge umsetzen, damit die Kombination funktioniert.

Die ersten drei Anweisungen haben Sie bereits erhalten, Ihr Fluchtplan ist schon in Arbeit, aber bitte haben Sie noch etwas Geduld. Der Schlüssel aus der Falle liegt weder im letzten noch im ersten oder in irgendeinem Einzelkapitel, sondern besteht aus dem gesamten Buch.

SO FUNKTIONIERT EASYWAY

Die Methode funktioniert, indem sie Ihr Verlangen nach Junkfood abstellt – nicht nur das, sondern jedes Verlangen, aus emotionalen Gründen zu essen. Um das zu erreichen, müssen wir Ihre Einstellung zu Nahrung und Gefühlen ändern. Weshalb essen Sie aus emotionalen Gründen? Das liegt an einer raffinierten Kombination aus drei Aspekten, nämlich der Sucht nach schlechtem

Zucker, der Selbstbeherrschung, mit der Sie Essanfälle VERMEIDEN wollen, und dem Augenblick, in dem Sie jegliche Kontrolle aufgeben und der Essimpuls die Oberhand gewinnt.

Dass Selbstbeherrschung hier als Teil des Problems aufgeführt ist, mag Sie verwundern. Schließlich geht man gemeinhin davon aus, dass emotionales Essen auf mangelnde Beherrschung zurückzuführen ist. Wer sich jedoch niemals beherrscht, kann auch nicht die Beherrschung verlieren.

Die »normale« Nahrungsaufnahme entspricht im Prinzip einer geraden, gleichmäßigen Linie. Wenn jemand dagegen aus emotionalen Gründen isst, führt die Linie auf und ab, über Gipfel und durch Täler ... Phasen der *Beherrschung*, in denen die Betroffenen Verzicht und Qual verspüren, gefolgt von Phasen, in denen sie die *Beherrschung verlieren.*

In diesen Phasen, in denen die *Beherrschung verloren geht*, ist unsere Verfassung noch schlechter, wir fühlen uns noch elender. Nimmt die Essattacke dann ein Ende und setzt der Normalzustand der *Beherrschung* wieder ein, scheint das kontrollierte Essen einen gewissen Trost oder ein gewisses Hochgefühl zu verschaffen. In Wirklichkeit ist das vermeintliche Hochgefühl lediglich die einfache Rückkehr zur Normalität. Dabei erleben wir keineswegs Normalität, sondern einen dauerhaften Zustand des Verzichts – das Gefühl, dass wir uns Nahrung versagen, die wir gerne essen würden, gepaart mit der Abscheu vor den Momenten der offensichtlichen Schwäche und Völlerei, wenn wir uns nicht mehr beherrschen können. Wer unter emotionalem Essen leidet, ist nur selten glücklich.

Bei diesen Abläufen spielt auch die Zuckersucht eine Rolle, die massive Auswirkungen auf unseren Blutzuckerspiegel hat und dazu führt, dass wir uns sehr schlecht fühlen, während der Blutzuckerspiegel zwischen ungewöhnlichen hohen Werten (beim Konsum von schlechtem Zucker) und unnatürlich abruptem Abfall (der ebenfalls durch schlechten Zucker verursacht wird) hin- und herschwankt.

Dieser Cocktail offensichtlich widersprüchlicher Empfindungen und Gefühle ist ein typisches Merkmal jeder Sucht. Wer süchtig nach Kokain ist, konsumiert die Droge (die anregend wirkt) oft gezielt gemeinsam mit Alkohol (der sediert), damit sich die Wirkungen gegenseitig aufheben. In unseren Seminaren zur Kokainsucht hören wir häufig: »Ich nehme Koks, damit ich mehr trinken kann, und dann muss ich weiter trinken, damit ich das Koks nicht mehr spüre.«

Es ist wirklich erstaunlich, wie viele Menschen davon ausgehen, einen ungewöhnlich niedrigen Blutzuckerspiegel (der stets eine Folge des unnatürlich hohen Blutzuckergehalts nach dem Konsum von schlechtem Zucker ist) könne man am besten mit mehr schlechtem Zucker abstellen … der wiederum den Blutzuckerspiegel unnatürlich in die Höhe schießen lässt, was unvermeidlich zum nächsten unangenehmen Absturz führt.

Bei vielen Menschen entsteht durch dieses abartige Essverhalten Typ-2-Diabetes, der sich mittlerweile als unkontrollierte Epidemie über den ganzen Globus verbreitet. Dieses Paradebeispiel einer Zivilisationskrankheit geht auf den massiven Anstieg des Konsums von raffiniertem Zucker, industriell verarbeiteter Nahrung und stärkehaltiger Kohlenhydrate seit den 1980er Jahren zurück.

Insgesamt fühlen sich alle, die aus emotionalen Gründen essen, ständig unwohl und unglücklich.

Entweder haben sie das Gefühl, ein Opfer zu bringen, weil sie sich das versagen, was sie ihrer Ansicht nach *wirklich* essen möchten, oder sie leiden an den unmittelbaren körperlichen Folgen der Lebensmittel, die sie für ihre Lieblingsnahrung halten (Völlegefühl und Gewichtszunahme). Dazu kommen die *indirekten* körperlichen Folgen der Zuckersucht (Verzerrung des Blutzuckerspiegels und Stimmungsschwankungen), während sie unablässig gegen negative psychische Auswirkungen ankämpfen müssen, da alles Vorgenannte mit Elend und Schuldgefühlen einhergeht.

Zum Glück können Sie mit Easyway dem ganzen Albtraum des emotionalen Essens schon bald entkommen.

Der Schlüssel zur Flucht besteht darin, dass Sie durchschauen, weshalb es nicht sinnvoll ist, die Ernährung mit schierer Willenskraft zu kontrollieren; im Gegenteil, wir sollten uns *erlauben*, gesunde Nahrung zu essen, weil diese unbestritten besser ist als Junkfood.

Erkennen Sie, warum im ersten Fall Willenskraft, Anstrengung und Kontrolle erforderlich sind, im zweiten jedoch nicht?

GESUND UND GENUSSVOLL ESSEN

Bitte verstehen Sie mich nicht falsch. Sie sollen sich keineswegs *einreden*, dass gesunde Nahrung viel köstlicher ist als Junkfood.

Ich verspreche Ihnen: Sobald Sie verstanden haben, wie die Sucht nach schlechtem Zucker und emotionalem Essen Sie dazu verleitet hat, Nahrung zu essen, die Ihnen schadet, werden Sie keinerlei Verzicht verspüren, wenn Sie diese Nahrung nicht mehr zu sich nehmen. Tief in Ihrem Inneren wissen Sie im Grunde schon jetzt, dass sie Ihnen schadet.

Dieses Buch wird Ihnen helfen, aus der Falle des emotionalen Essens zu entkommen. Nahrung ist niemals die richtige Antwort auf psychische Probleme – Stress, Einsamkeit, Trauer oder Liebeskummer. Nahrung hilft nur gegen eines …

ECHTEN HUNGER.

Die Easyway-Methode wird Ihre impulsgesteuerte Denkweise abstellen und dafür sorgen, dass Logik und Vernunft mit der Gehirnwäsche aufräumen, der Sie seit Ihrer Kindheit ausgesetzt sind.

RÜCKFALL

Süchtige sind in einer Falle gefangen, die sich mit einem Käfig im Boden vergleichen lässt. Mit Easyway haben Sie nun die beiden Dinge, die Sie zur Flucht brauchen: zum einen das dringende Bedürfnis, sich zu befreien, zum anderen den Schlüssel, der dies ermöglicht. Sie müssen lediglich die Anweisungen befolgen.

Sobald Sie entkommen sind, lauert jedoch eine weitere Gefahr: Die Falle existiert nach wie vor, deshalb müssen wir dafür sorgen, dass Sie nicht wieder hineingeraten.

FREI WERDEN UND BLEIBEN

Bei Süchten wie dem emotionalen Essen ist es ganz typisch, dass die Betroffenen immer wieder aufhören und dann doch einen Rückfall erleben. Sie geben sich große Mühe, das Verhalten abzustellen oder zu reduzieren, und wenn sie dann das Gefühl haben, ein gewisses Maß an Kontrolle zurückerobert zu haben, belohnen sie sich mit einem kleinen Festmahl. »Nur ein einziges Mal, was ist daran schon schlimm?« Schlimm ist, dass dieses »eine Mal« schon ausreicht, damit Sie wieder in die Falle tappen.

Damit reicht es also nicht, dass Sie sich aus der Falle befreien; wir müssen auch dafür sorgen, dass Sie nicht wieder hineingeraten.

Das wird uns gelingen, indem wir dafür sorgen, dass Sie

die Falle richtig durchschauen. Diese Problematik wird nur selten thematisiert. Niemand gesteht sich gerne ein, in einer Falle zu sitzen. Wir glauben lieber, dass wir unser Leben im Griff haben. Deshalb lassen wir zu, dass die Gehirnwäsche ihren Lauf nimmt und unsere Wahrnehmung der Realität verzerrt. Vom emotionalen Essen werden Sie sich aber erst dann befreien können, wenn Sie die Falle erkennen und die Gehirnwäsche hinterfragen.

Im Gegensatz zu dem Käfig im Boden ist die Falle, in der Sie sitzen, nicht wirklich vorhanden, sondern rein psychologisch. Mit anderen Worten: Sie existiert lediglich in Ihrem Kopf. Es handelt sich dabei um eine Illusion, die durch die Gehirnwäsche entstanden ist.

MAN GERÄT SEHR LEICHT IN DIE FALLE ...
UND KANN SICH GENAUSO LEICHT DARAUS BEFREIEN.

Erinnern Sie sich noch an die Abbildung in Kapitel 2? Eine optische Illusion lässt Sie glauben, dass Sie drei unterschiedlich große Männer sehen. Hinsichtlich Ihrer Ernährung ist durch Fehlinformationen ebenfalls eine Illusion entstanden, nämlich dass Ihnen Junkfood Genuss oder Trost verschafft. Deshalb glauben Sie, dass Sie ohne diese Nahrung Verzicht verspüren und unglücklich sein werden.

Dabei handelt es sich um einen gemeinen Trick – und wer einen Trick einmal durchschaut hat, fällt nie wieder darauf herein. Blättern Sie noch einmal zurück zu der Abbildung mit den drei Männern. Jetzt, da Sie die Wahrheit kennen, können Sie sich kaum weismachen, dass sie unterschiedlich groß sind.

Warum fallen nur manche Menschen auf die Gehirnwäsche herein? Millionen von Menschen geraten nie in die Falle des emotionalen Essens, obwohl sie ebenfalls von klein auf der Gehirnwäsche ausgesetzt waren.

Eine Theorie besagt, dass manche Menschen von Natur aus suchtanfällig sind, also eine bestimmte Charaktereigenschaft aufweisen, die die Wahrscheinlichkeit erhöht, dass sie in die Falle tappen. Die Theorie von der Suchtanfälligkeit wird häufig als erwiesene Tatsache dargestellt, dabei ist sie lediglich eine Theorie, und wie Sie später im Buch feststellen werden, lässt sie sich durch eine Vielzahl von Gegenargumenten widerlegen. Außerdem ist sie für Süchtige, die aus der Falle entkommen wollen, kein bisschen hilfreich.

Tatsache ist, dass jeder in die Falle tappen und jeder entkommen kann. Man muss lediglich begreifen, warum man hineingeraten ist und wieso man dort gefangen bleibt. Niemand zwingt Sie, Junkfood zu essen. Sie entscheiden sich aus freien Stücken dazu.

Dass ein Teil Ihres Gehirns wünscht, Sie würden das nicht tun, oder Ihr Verhalten nicht verstehen kann, ändert daran nichts. Sie essen Junkfood, weil Sie das Verlangen danach haben. Das Verlangen weckt das Gefühl, dass Ihnen etwas fehlt, wenn Sie sich beherrschen wollen. Das Verlangen lässt Sie unruhig werden, wenn andere Menschen in Ihrem Beisein Junkfood essen, während Sie darauf verzichten. Das Verlangen lockt Sie zurück in die Falle, wenn Sie glauben, Sie seien entkommen.

DAMIT SIE NIEMALS WIEDER IN DIE FALLE GERATEN, MÜSSEN SIE DAS VERLANGEN ABSTELLEN.

Der einzige Unterschied zwischen Menschen, die aus emotionalen Gründen essen, und denen, die von diesem Elend nicht betroffen sind, besteht darin, dass letztere nicht das gleiche Verlangen haben, Nahrung als emotionale Stütze zu verwenden. Das heißt nicht, dass sie gegen die Gehirnwäsche immun sind. Tief in ihrem Inneren glauben auch sie, dass Junkfood einen gewissen Genuss oder Trost verschafft. Und es mag sein, dass sie irgendwann im Leben einmal eine schwierige Phase durchmachen, in der sie sich aufmuntern wollen, und dann in die gleiche Falle geraten wie Sie selbst. In die Falle des emotionalen Essens tappt man sehr leicht, selbst wenn man ihr ein Leben lang aus dem Weg gegangen ist.

Gegenwärtig jedoch können diese Leute die Vor- und Nachteile des emotionalen Essens vernünftig abwägen (falls sie überhaupt jemals daran denken) und zu dem Schluss kommen, dass es unsinnig ist, sich diesem Elend auszusetzen. Da sie kein Verlangen nach Trost durch Nahrung haben, können sie eine rationale Entscheidung treffen. Bei diesen Menschen ist die Vernunft stärker als die Verlockung, weil ihre Vernunft nicht durch die Sucht beeinträchtigt wird.

Aber bitte verzweifeln Sie nicht, weil Sie diese Vernunft nicht aufbringen können. Das ist zum Glück gar nicht erforderlich.

MIT EASYWAY MUSS DIE VERSUCHUNG NICHT MIT VERNUNFT BESIEGT WERDEN, SONDERN WIRD GANZ UND GAR ABGESTELLT.

Wer noch nie in der Falle saß, lässt sich leicht von der Illusion täuschen, dass Junkfood Genuss oder Trost verschaffen kann, vor allem dann, wenn es bei bestimmten Gefühlen konsumiert wird. Es kann durchaus sein, dass so jemand irgendwann in der Zukunft selbst der Gehirnwäsche erliegt und in die Falle tappt.

Wenn Sie jedoch schon einmal in der Falle saßen und die Gehirnwäsche rückgängig gemacht haben, sind Sie in einer stärkeren Position als alle, die noch nie gefangen waren: Die Illusionen können Ihnen nichts mehr anhaben.

Sie WISSEN, dass emotionales Essen keinen Genuss oder Trost bietet, sondern das genaue Gegenteil bewirkt. Deshalb ist Ihr Verlangen für immer beseitigt.

Der einzige entscheidende Unterschied zwischen Ihnen und allen, die nicht aus emotionalen Gründen essen, besteht darin, dass Letztere kein Verlangen danach verspüren. So war es auch bei Ihnen, bevor Sie in die Falle geraten sind.

DIE SUCHT WECKT DAS VERLANGEN.

Sie wissen ja, dass Süchtige sich von genau der Sache Trost versprechen, die für ihr Elend verantwortlich ist. Sie durchschauen die Zusammenhänge nicht. Das ist die Falle, in der Sie sitzen. Doch Sie können diesen Teufelskreis durchbrechen, indem Sie aufgeschlossen sind und die Gehirnwäsche rückgängig machen.

Dank Easyway gibt es mittlerweile unzählige ehemals Süchtige, die lange Zeit glaubten, sie könnten sich niemals aus der Falle befreien, schließlich aber doch entkommen sind und jetzt keinerlei Wunsch mehr verspüren, erneut hineinzugeraten.

Bald werden auch Sie dazugehören.

PRODUKTPROFIL

Ich habe emotionales Essen bereits mit einer Drogensucht verglichen. Die folgenden Merkmale beschreiben einen Stoff, nach dem weltweit mehr Menschen süchtig sind als nach jeder anderen Droge:

- Hat unbestritten schädliche Auswirkungen auf den menschlichen Körper.
- Nimmt die Opfer in der Regel sofort gefangen und lässt sie oft ein Leben lang nicht mehr los.
- Anbieter sorgen dafür, dass die Konsumenten süchtig bleiben, und fördern die Sucht mit preiswerten Angeboten und gewieften Tricks.
- Je schlechter es den Konsumenten geht, desto größer wird das Gefühl der Abhängigkeit.
- Zu den Symptomen zählen unter anderem Zahnfleischschwund, Nachlässigkeit, Niedergeschlagenheit, Diabetes, Stress, Angstzustände, Stimmungsschwankungen, mangelnde Selbstachtung, Scham, schlechtes Gewissen und Isolation.
- Vorteile: keine!

Das liest sich wie die Beschreibung einer harten Droge. Das Symptom »Gewichtszunahme« habe ich bewusst nicht aufgeführt, aber sicher ahnen Sie trotzdem, dass hier raffinierter Zucker gemeint ist. Dem gängigen Bild von Zucker entspricht diese Darstellung jedoch nicht, oder? Man könnte davon ausgehen, dass ich von Heroin oder einer anderen harten Droge spreche, weil man diese automatisch mit schädlichen Wirkungen assoziiert und sofort erkennt, wie abscheulich, erbarmungslos und lebensgefährlich eine solche Sucht ist.

Zucker sieht man weniger kritisch, obwohl nur zu gut bekannt ist, dass er unsere Zähne verfaulen lässt, zu Gewichtszunahme führt und immer häufiger Diabetes oder andere schwere Gesundheitsprobleme auslöst. Im schlimmsten Fall bezeichnen wir zuckerhaltige Nahrung als »kleine Sünde«, dabei fordert Diabetes jedes Jahr weitaus mehr Todesopfer als Heroin. Würden Sie Heroin etwa als »kleine Sünde« bezeichnen?

Sie müssen sich klarmachen, dass emotionales Essen Sie genauso in der Falle hält wie eine Heroinsucht.

Die Falle ist rein psychischer Natur und entsteht durch die Gehirnwäsche. Um sich daraus zu befreien, müssen Sie Ihre Sichtweise ändern. Doch zuallererst müssen Sie sich eingestehen, dass Sie überhaupt in der Falle sitzen.

Die Heroinfalle ist leicht zu erkennen. In den Medien wird Heroin ganz unmissverständlich dargestellt: SUCHT! SKLAVEREI! ARMUT! ELEND! KRANKHEIT! NIEDERGANG! TOD! Junkfood und raffinierten Zucker präsentiert man dagegen ganz anders, nämlich mit glücklichen, coolen, bestens gelaunten Menschen, die offenbar alles im Griff haben, keinerlei Anzeichen von Zahnfäule, Fettleibigkeit, Angst oder Depressionen zeigen, sondern einfach Spaß haben und es sich gut gehen lassen.

Die Botschaft ist klar: »Junkfood macht glücklich.«

Wenn Sie dieses Buch lesen, werden sich diese Illusionen in Luft auflösen, sodass Sie emotionales Essen nicht mehr als Genuss oder Trost sehen, sondern allmählich das wahre Bild erkennen, wie bei Heroin auch.

Nach den letzten Seiten dieses Buches wird sich Ihre Einstellung so gewandelt haben, dass Sie bei der Vorstellung, aus emotionalen Gründen Junkfood oder andere Nahrung zu essen, keinen Verzicht verspüren, sondern überglücklich sind, *weil Sie das nicht mehr brauchen.*

5. Die Falle

In diesem Kapitel

- Die Wahrheit über Dopamin
- Gute Absichten
- Alles nur vorgetäuscht
- Eine lehrreiche Geschichte
- Die Denkweise ändern
- Die Leere füllen
- Genial aber simpel
- Was hält Sie zurück?

Ein Leben mit emotionalem Essen ist so, als würde man in einer Falle sitzen, in der die Fesseln immer enger werden, je mehr man sich bemüht, daraus freizukommen. Damit Sie entfliehen können, müssen Sie durchschauen, wie die Falle funktioniert und wie Sie sich befreien können. Wenn Ihnen das gelingt, ist die Flucht ganz einfach.

Vielleicht fällt es Ihnen schwer zu akzeptieren, dass emotionales Essen eine Sucht ist. Jeder weiß, dass Junkfood nicht gesund ist, aber wir stufen es nicht in die gleiche Kategorie ein wie Heroin oder auch Nikotin, die unbestritten süchtig machen und sehr schädlich sind.

Wie kann so etwas Alltägliches wie »Nahrung« süchtig machen?

Bitte bedenken Sie dabei, dass vor 50 Jahren die überwiegende Mehrheit der erwachsenen Bevölkerung genauso über das Rauchen dachte. Selbst in der Anfangszeit der Easyway-Methode, gegen Ende der 1980er Jahre, war es gar nicht so leicht, Raucher davon von überzeugen, dass sie süchtig nach Nikotin waren. Sie sahen ihre Sucht etwa so, wie man heutzutage über Personen denken mag, die »süchtig nach Golf« oder »süchtig nach Fernsehen« sind – Rauchen war für sie eher eine liebgewonnene Gewohnheit als eine klinische Sucht. Dass sie rauchten, weil sie süchtig waren, konnte man ihnen nur schwer vermitteln.

Wer heutzutage raucht, gesteht sich das eher ein. Wir müssen den Betroffenen lediglich klarmachen, dass sie Rauchen nur deshalb als Genuss oder Vorteil empfinden, weil die Sucht ihnen das weismacht. Sucht ist ein Trick, der eigentlich cleveren, intelligenten, logisch denkenden Menschen vorgaukelt, sie hätten einen Vorteil von einem Stoff, der so wirkt:

1. Beim ersten Konsum entstehen unangenehme Entzugssymptome.
2. Diese unangenehmen Symptome werden beim zweiten Konsum ein wenig gelindert.
3. Das wiederholt sich beim dritten Konsum
4. sowie beim vierten und jedem weiteren Konsum.

Mit anderen Worten: Die Sklaverei setzt sich ein Leben lang fort.

Die Art von Genuss, der bei jeder Form von Sucht entsteht, kann man sich auch verschaffen, indem man absichtlich zu enge Schuhe trägt, die man dann irgendwann erleichtert abstreift. Bitte verstehen Sie mich nicht falsch: Jeder trägt hin und wieder einmal unbequemes Schuhwerk, weil es besonders schick aussieht, aber niemand entscheidet sich freiwillig immer wieder für zu enge Schuhe, nur um zu genießen, sie später wieder auszuziehen.

In den 1960er und 1970er Jahren war Rauchen weit verbreitet, und obwohl sich die Beweise mehrten, dass Zigaretten Krebs verursachen, galt Tabakkonsum als deutlich ungefährlicher als Heroin. Mittlerweile wissen wir jedoch, dass Rauchen weitaus mehr Todesopfer fordert als Heroin.

Das liegt daran, dass weitaus mehr Menschen rauchen als Heroin nehmen, könnten Sie einwenden. Sicher, aber warum wird überhaupt geraucht, obwohl doch bekannt ist, dass es tödliche Folgen hat? Liegt das etwa daran, dass Zigaretten so unglaublichen Genuss oder Trost verschaffen? Oder vielmehr an der Sucht nach der Droge?

OB SIE IHR PROBLEM ALS SUCHT SEHEN ODER NICHT, ÄNDERT NICHTS AN DEN TATSACHEN: JUNKFOOD UND EMOTIONALES ESSEN HÄLT SIE GENAUSO IN EINEM TEUFELSKREIS AUS VERLANGEN, UNZUFRIEDENHEIT UND SELBSTHASS GEFANGEN WIE ILLEGALE DROGEN.

In der Hochphase des Rauchens war noch nicht bekannt, wie Nikotin und andere Drogen auf das Gehirn wirken. Seither haben wir viel über eine bestimmte Gehirnfunktion gelernt, die man umgangssprachlich als »Belohnungspfade« bezeichnet. Dazu wird ein Stoff namens Dopamin benötigt, der im Gehirn als Neurotransmitter fungiert. Diese chemische Substanz wird von Neuronen (Nervenzellen) freigesetzt, um Signale an andere Nervenzellen zu schicken.

Die Belohnungspfade spielen eine entscheidende Rolle für Verhaltensweisen, die durch Belohnung motiviert werden. Können Sie sich vorstellen, wie dieser natürliche, instinktive Ablauf durcheinandergerät, wenn eine extrem süchtig machende Droge ins Spiel kommt, der es scheinbar gelingt, das Unbehagen abzustellen, das sie bei der allerersten und jeder weiteren Dosis entstehen lässt?

DIE WAHRHEIT ÜBER DOPAMIN

Für alle, die mit Easyway zusammenarbeiten und sich seit Jahrzehnten dafür engagieren, Menschen in aller Welt von ihrer Sucht zu befreien, ist es eine enorme Erleichterung, dass mittlerweile genauer erforscht wurde, welche Wirkung Nikotin auf den Dopaminspiegel hat. Damit ist wissenschaftlich bestätigt, was Easyway seit über 35 Jahren predigt. Im Jahr 2019 erklärte ein weltweit führender Akademiker im Bereich der Nikotinsucht, Professor Robert West, öffentlich: »Nikotin bewirkt, dass Nervenzellen Dopamin in den *Nukleus accumbens* freisetzen, den Teil des Gehirns, der involviert ist, wenn wir etwas lernen. Die Dopaminfreisetzung veranlasst das Gehirn, sich die Situation und das Rauchverhalten genau einzuprägen – und genau dieses Verhalten zu wiederholen, wenn sich erneut die gleiche Situation ergibt. So wird der Impuls zu rauchen mit Situationen verknüpft, in denen üblicherweise geraucht wird.« Professor West erläutert weiter: »Entscheidend ist dabei, dass das auch geschieht, wenn man beim Rauchen keinen Genuss und keine Freude empfindet.«

Wenn man zum ersten Mal eine Zigarette probiert, schmeckt sie normalerweise bestenfalls unangenehm, im schlimmsten Fall äußerst widerlich. Diese Empfindung muss durch die Gefühle unterdrückt werden, die durch die Umstände rund um die erste Zigarette entstehen: den Gruppenzwang und das Lob der anderen, das Gefühl der Rebellion, der Wunsch nach Zugehörigkeit, das Gefühl, stylisch, kultiviert oder besonders männlich zu sein. All das hat nichts mit dem Nikotin zu tun, das in den Körper gelangt, sondern entsteht durch das Umfeld und die Situation, in der die Zigarette konsumiert wird.

Die meisten Menschen können sich noch genau daran erinnern, dass die körperliche Wirkung der ersten Zigarette unangenehm war, und schon das allein beweist, dass kein »Genuss« entsteht, wenn Nikotin in den Körper und das Gehirn gelangt. Wie auch immer die erste Nikotinzufuhr auf den Dopaminspiegel wirken mag, angenehm ist sie sicher nicht.

Die erste Zigarette ist für die meisten sogar so unangenehm und abscheulich, dass sie sich sicher sind, niemals süchtig danach zu werden. Professor West erklärt genau, warum Raucher trotzdem felsenfest davon überzeugt sind, dass Rauchen tatsächlich Genuss verschafft. Und diese Erklärung macht auch deutlich, warum wir süchtig nach emotionalem Essen werden.

Ich möchte mich dafür entschuldigen, dass ich so ausführlich auf Nikotin und Dopamin eingehe, und kann verstehen, wenn Sie sich fragen, warum um alles in der Welt ich Sie damit langweile. Sie werden jedoch bald erkennen, dass Sie so besser nachvollziehen können, warum Sie in die Falle des emotionalen Essens geraten sind.

PUNKT A

Nikotinentzug ist die Folge der allerersten Zigarette, die eine nikotinsüchtige Person geraucht hat. Die nächste Zigarette verschafft kurzzeitig »Erleichterung«. Unbewusst kommt das Gehirn zu dem Schluss: »Wenn du wieder Nikotinentzug verspürst, machst du es genauso!« Anders ausgedrückt: Immer, wenn ein Raucher sich eine Zigarette ansteckt, weil er Nikotinentzug verspürt, wird dieses Rauchverhalten verstärkt, obwohl die nächste Zigarette erneut zu Entzugserscheinungen führen wird.

Ob sie glücklich sind oder konzentriert, traurig oder gestresst, entspannt, gelangweilt oder einsam, Nikotinsüchtige erleben stets den Entzug und reagieren darauf mit der nächsten Zigarette, sodass sie sich sofort besser fühlen und nicht bedenken, dass eben diese Zigarette den Entzug erneut einsetzen lässt, sobald sie aufgeraucht ist.

Kein Wunder, dass Raucherinnen und Raucher meinen, mit Zigaretten seien sie glücklicher, könnten sich besser konzentrieren oder besser mit Trauer und Stress umgehen, besser entspannen oder Langeweile und Einsamkeit leichter ertragen. Das hat nichts mit *echtem* Genuss oder einer *echten* Verbesserung ihrer Stimmung zu tun. Und immer, wenn sie sich in einer solchen Situation eine Zigarette anstecken, kommt das Gehirn zu dem Schluss: »Beim nächsten Mal machst du es genauso!«

Wer gar nicht raucht, muss sich nicht mit den psychischen und körperlichen Beeinträchtigungen durch die Nikotinsucht auseinandersetzen. Diese Leute leiden nicht an Nikotinvergiftung, Nikotinentzug oder den unnatürlichen Auswirkungen, die Nikotin auf Dopamin und ihr Verhalten hat.

PUNKT B

Wer raucht, erhofft sich von einer Zigarette lediglich das Gefühl der Ruhe, Entspannung und Zufriedenheit, das er jederzeit genießen konnte, bevor er sich die erste Zigarette ansteckte. Mit anderen Worten: Raucher rauchen, um sich so zu fühlen wie Nichtraucher.

Wenn die Nikotinsüchtigen in unseren Live-Seminaren Punkt A und Punkt B verstanden haben, erläutern wir ihnen, dass die Nikotinsucht trotz ihres Einflusses auf das Dopamin nur sehr leicht ist und dass die äußerst unangenehmen Symptome, die Süchtige bei einem Aufhörversuch ohne die Easyway-Methode verspüren, auf einen psychischen Konflikt zurückzuführen sind. Dieser Konflikt entsteht, weil sie meinen, auf einen vermeintlichen echten Genuss oder ein Hilfsmittel verzichten zu müssen.

Easyway macht deutlich, dass diese Überzeugungen – etwa dass Rauchen dabei hilft, sich besser zu entspannen, geselliger zu sein, Stress zu bewältigen, sich zu konzentrieren, Alkohol zu genießen, von der Arbeit abzuschalten und so weiter – auf

Fehlinformationen und der falschen Deutung persönlicher Erfahrungen sowie auf der Sucht nach Nikotin beruhen.

So vermittelt das Seminar, dass Rauchen keinerlei Vorteile bietet und daher vollkommen sinnlos ist. Die Süchtigen müssen dann nur noch die äußerst schwachen Symptome des Nikotinentzugs überwinden und sich nicht mit dem unangenehmen Gefühl auseinandersetzen, auf etwas zu verzichten, das sie früher als Genuss oder Vorteil betrachtet haben.

Dieser Aspekt ist ungeheuer wichtig, wenn die ehemaligen Nikotinsüchtigen in den ersten Wochen als glückliche Nichtraucher neue Reaktionen auf die alten Auslösesituationen entwickeln, in denen sie früher geraucht haben. Wenn sie sich beispielsweise üblicherweise nachmittags auf dem Heimweg von der Arbeit eine Zigarette ansteckten, kommt es häufig vor, dass sie bei Feierabend ans Rauchen denken. Wenn sie jedoch mit Easyway aufgehört haben, entsteht bei diesem Gedanken kein Gefühl von Verlust, sondern sie empfinden Erleichterung und Befreiung. Und das ist nicht nur einfach, sondern auch äußerst angenehm.

Diese Denkweise sollten Sie nun auf Ihre persönlichen Erfahrungen mit dem emotionalen Essen übertragen. Denken Sie an Ihr Verhältnis zu bestimmten Nahrungsmitteln wie Kuchen, Gebäck, Süßigkeiten, Kekse, Schokolade, Eiscreme oder herzhafte Snacks, Brot, Pizza, Nudeln und stärkehaltige Kohlenhydrate wie Kartoffeln und Reis. All das sind Nahrungsmittel mit schlechtem Zucker, die süchtig machen. Nach welchen Produkten greifen Sie am ehesten, wenn Sie traurig, einsam oder gestresst sind oder andere negative Gefühle verspüren?

Wundert es Sie, dass schlechter Zucker genauso auf das Dopamin wirkt wie Nikotin? Die Empfindungen bei einem Zuckerentzug sind ein wenig komplexer als bei Nikotin, da hier der Blutzuckerspiegel ebenfalls eine Rolle spielt, aber wenn Sie akzeptieren können, dass Ihre Sucht dazu führt, dass Sie in allen kniffligen Lebenslagen auf schlechten Zucker setzen und sich dann genau wie ein Raucher bei einer Zigarette ein wenig besser fühlen als zuvor, sind Sie bereits auf dem halben Weg in die Freiheit vom emotionalen Essen.

Kein Wunder, dass Sie davon ausgehen, dass schlechter Zucker glücklich macht oder die Konzentration fördert, bei Traurigkeit und Stress hilft oder dazu beiträgt, dass Sie sich besser entspannen oder Langeweile und Einsamkeit besser bewältigen können! Das hat nichts mit echtem Genuss oder einer echten Verbesserung der Stimmung zu tun. Immer, wenn Sie in solchen Situationen süchtig machendes Junkfood gegessen haben, kam Ihr Gehirn unbewusst zu dem Schluss: »Wenn du dich wieder einmal so fühlst, MACH ES WIEDER GENAUSO!«

GUTE ABSICHTEN

Um dem Elend, der Scham, den Vorwürfen, den Gewissensbissen und dem Selbsthass entgegenzuwirken, die wir unmittelbar nach einer Essattacke verspüren, nehmen wir uns fest vor, künftig kein Junkfood mehr zu essen, uns gesund zu ernähren und unser Essverhalten grundlegend zu ändern. Genau deshalb habe ich darauf hingewiesen, dass die Selbstbeherrschung beim emotionalen Essen eine wichtige Rolle spielt.

Sie erinnern sich sicher an die drei Elemente der Sucht nach emotionalem Essen:

1. *Selbstbeherrschung, um Essattacken zu VERHINDERN,*
2. *Aufgabe der Kontrolle, dem Essimpuls wird nachgegeben,*
3. *Sucht nach raffiniertem Zucker, industriell verarbeiteten und stärkehaltigen Kohlenhydraten.*

Nach meinen ausführlichen Erläuterungen zum Thema Dopamin vermuten Sie vielleicht, dass dieser Stoff sehr geheimnisvoll, flüchtig, äußerst selten, schwer erreichbar und geradezu magisch ist. Das wäre jedoch ein gewaltiger Irrglaube.

Der Dopaminspiegel lässt sich in uneingeschränkt positiver Weise durch unzählige wunderbare, angenehme, durch und durch schöne, unbedenkliche und nicht süchtig machende (und noch dazu kostenlose) Dinge stimulieren: indem man Musik hört, tanzt, Sport treibt, mit einem lieben Menschen kuschelt, die Gesellschaft von Freunden oder Haustieren genießt, Händchen hält, lacht oder Liebe macht – die Liste ließe sich unendlich weiter fortsetzen. All diese Aktivitäten haben die gewünschte Wirkung. Klingt das nicht nach einem Rezept für ein glückliches Leben? Dabei ist es keineswegs ein Geheimrezept – viele dieser Dinge sollten wir einfach viel häufiger tun!

Machen Sie Schluss mit dem Verhalten, das Sie unglücklich macht, ein schlechtes Gewissen, Scham, Völlegefühle und Selbsthass auslöst, und bereichern Sie Ihr Leben mit Aktivitäten, die echten Genuss verschaffen.

So erwartet Sie eine wunderbare Zukunft. Ich verspreche Ihnen, sobald Sie wieder WAHREN Genuss, ECHTE Freude, TIEFE, BEDEUTUNGSVOLLE (oder auch oberflächliche) Zufriedenheit empfinden, wird es Ihnen nicht mehr in den Sinn kommen, dieses Wohlbefinden durch Essattacken, emotionales Essen und die vielen fürchterlichen Folgen, die damit einhergehen, zu beeinträchtigen. Der bloße Gedanke daran wird Ihnen dann geradezu widerlich erscheinen.

Stellen Sie sich vor, Sie hatten einen schlimmen Tag im Büro oder haben sich mit einer Freundin gestritten. Wodurch ließe sich dann erreichen, dass Sie sich wirklich besser fühlen? Durch eine Familienpackung Eiscreme oder eine innige, wohltuende Umarmung Ihres Partners? Ganz ehrlich, wenn Sie sich lieber für die Eiscreme entscheiden, sollten Sie Ihre Gefühle für den Menschen an Ihrer Seite kritisch unter die Lupe nehmen. Es ist niemals eine Lösung, den Kopf in eine Packung Langnese zu stecken. Aber das wissen Sie sowieso.

Dieses Buch liefert keine direkte Hilfestellung bei Beziehungsschwierigkeiten, aber wie alle anderen Süchtigen auf dem Planeten, die durch Easyway geheilt wurden, werden auch Sie feststellen, dass Sie Problemen in anderen Lebensbereichen viel besser gewachsen sind, sobald Sie sich aus den Fängen des emotionalen Essens befreit haben.

Allerdings gibt es eine Beziehung, die dieses Buch tatsächlich in Ordnung bringen wird: die allerwichtigste auf diesem Planeten, Ihre Beziehung zu sich selbst.

ALLES NUR VORGETÄUSCHT

Jedes »Hochgefühl«, jeder Auftrieb, jeder Trost, den Sie verspürt haben, wenn Sie nicht aus Hunger, sondern aufgrund bestimmter Gefühle zu Nahrung gegriffen haben, war unecht. Nur eine Illusion. Die Folge einer teuflischen Kombination mehrerer Faktoren: wiederholte lange Phasen des *»Leidens«* (Kontrolle der Nahrungsaufnahme), gefolgt von kurzzeitiger oder längerer *»Lockerung«* (Aufgabe der Kontrolle über die Nahrungsaufnahme) und der vorübergehenden leichten *»Linderung«* der Symptome des Zuckerentzugs (Sucht nach schlechtem Zucker).

Erkennen Sie, dass Sie genauso gut zu enge Schuhe tragen könnten, um das Gefühl zu genießen, diese wieder auszuziehen?

ABER IST ES NICHT EGAL, OB DIE GEFÜHLE ECHT SIND?

Manche Süchtigen können unsere Erläuterungen durchaus nachvollziehen, meinen jedoch, es sei im Grunde egal, ob das Hochgefühl oder der Auftrieb echt oder falsch ist. Letztendlich zählt doch nur, dass man sich besser fühlt, oder?

Ein falsches Hochgefühl ist nicht angenehm, und sobald Sie die genauen Abläufe durchschaut haben, schwindet sogar die Illusion von Genuss.

Ich möchte Ihnen an dieser Stelle eine kleine Geschichte erzählen: Stellen Sie sich vor, Sie haben einen neuen Freund. Dieser berichtet Ihnen, er habe bei der

Arbeit unverhofft einen Bonus bekommen und wolle das mit Ihnen feiern. Wie wäre es mit ein paar Drinks in einer schicken Bar? Der Freund besteht darauf, dass er die Rechnung übernimmt. Er will sich partout nicht umstimmen lassen, also willigen Sie ein, zumal es bei Ihnen finanziell gerade nicht besonders rosig aussieht. So genießen Sie einen großartigen »After-Work«-Abend: Die Bar ist cool, jeder Drink hervorragend gemixt, die Musik fantastisch, und das alles kostet Sie keinen Cent. Auf dem Heimweg schweben Sie wie auf Wolken, ganz begeistert von dem tollen Erlebnis. Allerdings haben Sie im Hinterkopf, dass der andere mindestens 50 Euro für Getränke ausgegeben haben muss, deshalb nehmen Sie sich fest vor, dass Sie sich demnächst revanchieren.

Nach einer Woche schickt Ihnen dieser Freund eine Nachricht und schlägt erneut einen Barbesuch nach der Arbeit vor. Wieder hören Sie die gleiche Geschichte: Er hatte Glück bei der Arbeit und möchte Sie in die gleiche Bar einladen wie beim letzten Mal. Auch diesmal zahlt der Freund und weigert sich strikt, als Sie Ihren Anteil beisteuern wollen. Er möchte, dass Sie seinen Erfolg mit ihm feiern. Wieder verleben Sie eine wunderbare Zeit, eine willkommene Abwechslung vom alltäglichen Trott, denn üblicherweise geht es für Sie nach Feierabend direkt nach Hause, da Sie sich mit einem knappen Budget über Wasser halten müssen. Wieder sind Sie auf dem Heimweg wie berauscht. Sie können es nicht fassen, wie großzügig dieser Freund ist, aber er wirkte so glücklich, so begeistert und sorglos, dass Sie diesmal gar kein schlechtes Gewissen mehr haben. Wenn 50 Euro für ihn nicht der Rede wert sind, warum sollten Sie sich dann Gedanken machen?

In der nächsten Woche wiederholt sich das gleiche Spiel: Einladung, fröhliche gemeinsame Stunden nach der Arbeit, Drinks mit einem unterhaltsamen Freund und eine willkommene Ablenkung von Ihrer üblichen Geldnot, denn Sie sind gerade noch knapper bei Kasse denn je. So geht es etliche Wochen weiter, Ihre Dankbarkeit und Wertschätzung für die unablässige Großzügigkeit und Freundlichkeit Ihres Freundes wird immer größer. Was wären Sie ohne ihn, zumal Ihre Lage finanziell so schwierig ist?

Da Ihre Geldsorgen jedoch immer größer werden, werfen Sie schließlich einen Blick auf Ihren Kontostand, um zu ermitteln, wo Sie die dringend erforderlichen Einsparungen vornehmen könnten.

Zu Ihrem Entsetzen stellen Sie fest, dass an jedem der Tage, an denen Sie mit dem neuen Freund unterwegs waren, 100 Euro von Ihrem Konto abgebucht wurden! Ihnen wird ganz schlecht, Sie sind außer sich vor Entsetzen, und bald schlägt die Panik in Wut um, weil Ihnen klar wird, dass man Sie hereingelegt hat.

Irgendwie hat sich Ihr angeblicher neuer »Freund« Zugang zu Ihrem Bankkonto verschafft. Nicht *er* hat an diesen Abenden die Getränke bezahlt, sondern Sie selbst! Er hat Ihnen 100 Euro von Ihrem Konto gestohlen, die Hälfte für die gemeinsamen Getränke ausgegeben und den Rest in die eigene Tasche gesteckt. Ein Freund ist er eindeutig nicht, sondern vielmehr ein dreister Dieb. Schlimmer noch, ein gemeiner, hinterhältiger, abgebrühter, herzloser Ganove, der so getan hat, als wäre er Ihr Freund.

Überlegen Sie nur: Wie würden Sie diese gemeinsamen Barbesuche im Nachhinein sehen? Würden Sie sagen, dass Sie ein echtes Hochgefühl erlebt haben? Damals kam es Ihnen zwar so vor, aber wie fühlen Sie sich jetzt? Angewidert. Hintergangen. Ausgenutzt. Betrogen.

Würden Sie diesen »Freund« nach wie vor als großzügig oder unterhaltsam oder nett beschreiben? Natürlich nicht, denn jetzt durchschauen Sie, wie er wirklich ist. Diese Ausgaben haben Ihre Mittel weit überstiegen, Sie können den Verlust nicht ohne weiteres als Lehrgeld abschreiben.

Vielleicht ist die Analogie ein wenig weit hergeholt, aber das nehme ich in Kauf, denn sie macht Ihr Verhältnis zum emotionalen Essen sehr deutlich. Jede auch nur im Entferntesten positive Erfahrung, die Sie damit verbinden, war falsch, trügerisch und hat Sie hinters Licht geführt. Eine grausame Kombination aus Sucht und Täuschung.

Spielt es eine Rolle, ob ein Gefühl falsch ist? Allerdings!

DIE DENKWEISE ÄNDERN

Wenn Sie nur deshalb Junkfood essen, weil Sie damit die unangenehmen Entzugserscheinungen seit der letzten Dosis lindern wollen und weil es so schön ist, endlich die Kontrolle fahren zu lassen, erscheint es naheliegend, dass

Sie Ihre Sucht überwinden können, indem Sie einfach kein Junkfood mehr essen. Sie müssten lediglich die kurze Entzugsphase überstehen, die nur so lange dauert, bis die chemischen Substanzen aus Ihrem Körper verschwunden sind, dann sollte das Verlangen erloschen sein.

Wir alle wissen jedoch, dass es nicht so einfach ist – sonst hätten Sie mittlerweile längst aufgehört und bräuchten meine Hilfe nicht. Der Haken an der Sache ist nämlich, dass eine Sucht zwar ihren Anfang nimmt, wenn eine Substanz in den Körper gelangt, sich jedoch erst im Kopf richtig entfaltet.

Dass man Menschen einer Gehirnwäsche unterziehen kann, indem man sie mit Propaganda bombardiert, ist kein Geheimnis. Böse Diktatoren haben diese Strategie im Laufe der Geschichte oft mit verheerender Wirkung eingesetzt. Erst in jüngster Zeit jedoch sind wir allmählich dahintergekommen, warum wir so anfällig für Gehirnwäsche sind.

Die Wissenschaft hat festgestellt, dass das Gehirn sehr plastisch ist – das bedeutet, dass es durch Konditionierung geformt und umgeformt werden kann. Sie können sich das Gehirn als Netzwerk elektrischer Verbindungen vorstellen, durch das immer dann Strom fließt, wenn Sie einen Gedanken haben, Informationen verarbeiten oder etwas aus dem Gedächtnis hervorkramen. Dieses Netzwerk verändert seine Form, um Kapazitäten dort zur Verfügung zu stellen, wo sie benötigt werden, und dort einzusparen, wo sie nicht erforderlich sind.

Wenn Sie viele Informationen zu einem bestimmten Thema erhalten, verändert sich das Netzwerk, um diesen Informationen gerecht zu werden. So können wir in einem bestimmten Gebiet Experten werden, und so kann auch eine Sucht entstehen.

Der Plastizität des Gehirns verdanken wir nicht nur Wissen und Kenntnisse, sondern auch bestimmte Überzeugungen und Ansichten, also unsere Denkweise. Die gezielte Gehirnwäsche bombardiert Sie mit Fehlinformationen über Junkfood, um Sie davon zu überzeugen, dass es sich dabei um etwas Schönes, Köstliches oder Tröstliches handelt.

UNSERE AUFGABE IST ES, DIESE DENKWEISE ZU ÄNDERN.

Wenn wir diesen Aspekt der Sucht verstehen, können wir Easyway nicht nur auf die Nikotinsucht anwenden, sondern auch auf andere bekannte Süchte wie die Sucht nach Alkohol und Heroin oder Verhaltenssüchte wie Spiel- und Esssucht.

Ich gebe freimütig zu, dass ich noch nie von »Gehirnplastizität« und »umformen« gehört hatte, als ich Easyway entdeckte, doch wie bereits erwähnt, werden diese Grundlagen unserer Methode mittlerweile durch die Wissenschaft bestätigt.

Vermutlich gibt es in Ihrem Bekanntenkreis ehemalige Raucherinnen oder Raucher, die sich auch Wochen, Monate oder gar Jahre nach dem Aufhören nach wie vor nach Zigaretten sehnen. Einige arme Seelen werden das Verlangen zeit ihres Lebens nicht mehr los. Das liegt daran, dass sie mit bloßer Willenskraft aufgehört haben, ohne ihre Denkweise zu ändern, und deshalb weiterhin mit der Illusion leben, dass das Rauchen ihnen Genuss oder einen Vorteil verschafft hat und dass sie nun ein Opfer bringen, weil sie sich dies versagen. Diese Leute haben niemals durchschaut, dass sie von einem vermeintlichen Freund bestohlen wurden, der bei Nacht und Nebel in der Versenkung verschwunden ist, nachdem er ihr Bankkonto leergeräumt hat.

Jede Sucht, auch die Sucht nach emotionalem Essen, geht mit einer Gehirnwäsche einher, die Ihnen weismacht, Ihre kleine Dosis verschaffe Genuss oder wirke tröstlich. Diese Illusion wird verstärkt, wenn die Entzugserscheinungen und die anstrengende Kontrolle beim nächsten Konsum ein wenig nachlassen. Folglich wächst die Überzeugung, dass genau das glücklich macht, was eigentlich für Ihr Elend verantwortlich ist.

Die Gehirnwäsche hat Sie in die Falle des emotionalen Essens gelockt. Wenn Sie einmal versucht haben, Gefühle mit Nahrung zu bewältigen, sorgen die Sucht nach schlechtem Zucker und die Illusion von Genuss dafür, dass Sie nicht wieder freikommen.

DIE LEERE FÜLLEN

An dieser Stelle sollten wir darauf eingehen, warum uns Dinge verlocken, von denen wir nur zu gut wissen, dass sie »schädlich« sind. Das scheint dem Überlebensinstinkt zu widersprechen, der eigentlich dafür sorgt, dass wir uns Gutes tun. Genau das ist der Punkt: Wenn Sie einer Gehirnwäsche ausgesetzt sind, zum Beispiel der allgegenwärtigen Gehirnwäsche der Junkfood-Industrie, setzt sich Ihr Intellekt über Ihre Instinkte hinweg und macht Ihnen weis, dass Junkfood Genuss oder Vorteile verschafft, OBWOHL es schädliche Auswirkungen auf Ihre Gesundheit haben kann.

Junkfood ist sogar genau deshalb so attraktiv, weil es »schlecht« ist. In Großbritannien gab es eine berühmte Werbekampagne, in der Cremetörtchen als »unvernünftig, aber köstlich« angepriesen wurden. Ausschlaggebend war dabei nicht das Wort »köstlich«, sondern der Begriff »unvernünftig«.

Wir sind gerne ein wenig unvernünftig. Das suggeriert Individualität, Esprit, Unangepasstheit, Charakter ... Wir wollen eigenständige Entscheidungen treffen. Für diesen Drang ist das Gefühl der Leere verantwortlich, das bereits bei der Geburt seinen Anfang nimmt. Diese Leere betrifft jeden von uns unterschiedlich stark.

Wir erleben die Geburt als Schock, der dazu führt, dass wir uns verzweifelt nach Geborgenheit sehnen. Wir jammern nach unserer Mutter, die uns beschützt. Auch im Kindesalter bleiben wir hilflos und verletzlich, während man uns in einer Traumwelt vor den unbarmherzigen Realitäten bewahrt. Bald jedoch müssen wir feststellen, dass es gar keinen Weihnachtsmann, keinen Osterhasen und auch keine Feen gibt.

Gleichzeitig müssen wir unser geborgenes Zuhause verlassen und in die Schule gehen, in der weitere Ängste und Unsicherheiten lauern. Mit der Zeit sehen wir unsere Eltern immer kritischer, und irgendwann wird uns klar, dass sie keineswegs die unerschütterlichen Säulen der Macht sind, für die wir sie immer gehalten haben. Sie haben Schwächen, Fehler und Ängste, genau wie wir.

Diese Ernüchterung führt dazu, dass wir uns leer fühlen – und dieses Gefühl der Leere und Ratlosigkeit wird im Jugendalter nur noch schlimmer. Wir füllen diese Leere mit Vorbildern: Popstars, Filmhelden, Fernsehgrößen, Sportlern. Wir erschaffen uns eigene Fantasiewelten. Wir vergöttern einfache Sterbliche und versuchen, uns in ihrem Glanz zu sonnen. Statt selbst zu eigenständigen, starken, selbstbewussten und einzigartigen Individuen heranzureifen, werden wir Anhänger, verführbare Fans, die sich leicht beeinflussen lassen.

Angesichts dieser Orientierungslosigkeit und Unsicherheit lehnen wir alle Ratschläge unserer Eltern und Lehrkräfte ab und suchen nach etwas, das uns ab und an ein wenig aufmuntert. Wenn diese Aufmunterung aus einer Quelle stammt, die unsere Eltern nicht gutheißen – umso besser. Die Gehirnwäsche hat uns weisgemacht, dass Junkfood Trost spendet, dass Zigaretten und Alkohol entspannen und glücklich machen, dass Glücksspiel aufregend ist. Deshalb ist es ganz natürlich, dass wir uns von diesen Dingen Rettung vor der Leere erhoffen.

GENIAL, ABER SIMPEL

Die Falle, in der Sie sitzen, lässt sich mit einer Kannenpflanze vergleichen, einer kannenförmigen fleischfressenden Pflanze, die Fliegen mit einem genialen, grausamen

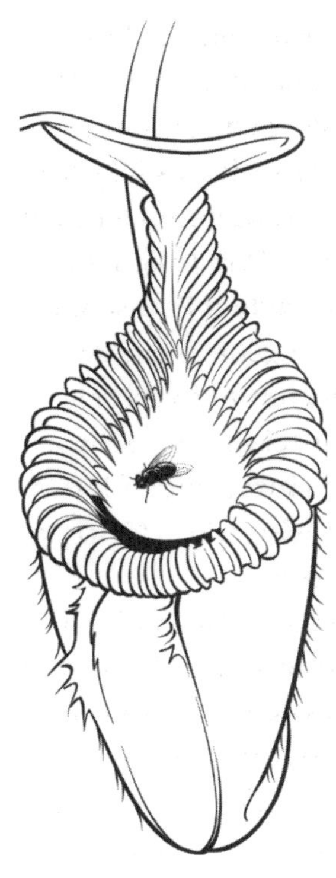

Trick anlockt. Der süße Nektarduft sorgt dafür, dass die Fliege am oberen Rand der Pflanze landet. Sie trinkt vom Nektar und merkt dabei nicht, wie sie immer tiefer in die Pflanze gerät. Der Nektar schmeckt einfach köstlich, wird die Fliege jedoch das Leben kosten.

Bevor wir uns mit Junkfood trösten, sind uns sämtliche negativen Aspekte klar. Wir wissen, dass wir davon Übergewicht und schlechte Zähne bekommen.

Außerdem wissen wir zumeist, dass es zu Fettleibigkeit, erhöhtem Cholesterinspiegel, Diabetes und Herzleiden führen kann. Und doch wissen wir auch, dass Millionen von Menschen ziemlich regelmäßig Junkfood essen und offenbar keine gesundheitlichen Probleme haben.

Wir gehen davon aus, der Körper werde schon damit zurechtkommen. Schließlich sind Körper und Geist unglaublich belastbar – es hat sogar einmal jemand ein ganzes Flugzeug verspeist! Jedenfalls haben wir nicht vor, mit Absicht süchtig nach Junkfood zu werden. Niemand nimmt sich das gezielt vor. Also wischen wir unsere Bedenken hinsichtlich der schädlichen Auswirkungen beiseite, reden uns ein, wir hätten alles unter Kontrolle, und konzentrieren uns auf den vermeintlichen Genuss oder Trost.

Gleichzeitig bombardiert uns die Werbeindustrie mit verlockenden Botschaften, die uns zum Konsum von Junkfood veranlassen sollen:

»Ich liebe es«, »Die zarteste Versuchung«, »Verleiht Flüüügel«, »Macht mobil bei Arbeit, Sport und Spiel«, »Knack dir den Gipfel der Genüsse«, »Geschmack ist King«

Zu diesen Botschaften werden uns lächelnde, fitte, gesunde, fröhliche Menschen gezeigt, die uns in die Falle locken sollen.

Folglich haben Sie keine Bedenken. Sie essen Junkfood und stellen fest, dass gar nichts Schlimmes passiert. Deshalb essen Sie es bald wieder. Dabei jedoch wird Ihr Konsum unmerklich immer häufiger und intensiver. So, wie Drogensüchtige stetig die Dosis erhöhen, um das ersehnte Hochgefühl zu erleben, müssen Sie immer mehr Junkfood essen, um die erwünschte Wirkung zu erzielen …

SIE SIND AUF DEM BESTEN WEG,
DIE KONTROLLE ZU VERLIEREN.

Anfangs können Sie sich noch einreden, dass Sie selbst entscheiden, wann und wie oft Sie Junkfood essen und dass Ihr Konsum keineswegs problematisch ist. Ein Schokoriegel am Tag – was ist daran schon schlimm? Doch im Laufe der Zeit, wenn sich das Gefühl von Genuss oder Trost immer seltener einstellt, spüren Sie allmählich, dass

Sie tiefer und tiefer in eine bodenlose Grube rutschen. Dieses Gefühl ist nicht schön und verursacht zusätzlich Angst und Stress.

Mittlerweile sind Sie darauf konditioniert, sich mit Junkfood zu trösten, wenn Sie Angst oder Stress verspüren. Das erscheint Ihnen als wahrer Trost – als Freund, der Sie nach der Arbeit in eine Bar einlädt. Sie gehen also nicht die wahren Ursachen für Ihr Elend an, sondern betäuben sich mit einer schnellen Dosis emotionalen Essens.

Erkennen Sie, dass so ein Teufelskreis seinen Anfang nimmt? Verlangen, Dosis, Entzug, Verlangen, Dosis, Entzug… Und weil man die Dosis immer weiter erhöht, wird das Hochgefühl kurzlebiger und der Absturz unangenehmer, sodass es mit Ihnen genauso rasch bergab geht wie mit der Fliege, die in den Bauch der Kannenpflanze rutscht. So funktioniert die Falle. So funktioniert jede Sucht.

WER AUS EMOTIONALEN GRÜNDEN ISST, ERHOFFT SICH VON DER SACHE TROST, DIE FÜR DAS ELEND VERANTWORTLICH IST.

DIE WARNLEUCHTE DER NATUR

Schmerzen, ob körperlich oder emotional, haben durchaus einen Sinn: Sie zeigen uns, dass etwas nicht stimmt. Die Lösung besteht darin, die Ursache des Problems zu ermitteln und abzustellen. Die moderne Medizin hat uns jedoch auf eine andere

Strategie konditioniert: Wir behandeln die Symptome, nicht die Ursache. Sie haben Kopfschmerzen? Nehmen Sie eine Tablette. Sie haben Angst? Werfen Sie eine Xanax ein.

Stellen Sie sich vor, Sie fahren im Auto und die Ölwarnleuchte leuchtet auf. Was machen Sie dann? Drehen Sie die Birne aus der Warnleuchte? Oder fahren Sie rechts ran und füllen Öl nach? Beides verhindert, dass die Lampe weiterleuchtet, aber nur eine Vorgehensweise schützt den Motor vor schlimmen Schäden.

Mittlerweile merken Sie nicht nur, dass Sie Ihr Essverhalten nicht mehr unter Kontrolle haben, sondern stellen auch die ersten körperlichen Veränderungen fest. Sie nehmen zu, Ihre Haut wird stumpf, Ihr Haar strähnig, Sie geraten schneller außer Atem … Diese Anzeichen versuchen Sie zu vertuschen und sehen darüber hinweg, doch tief in Ihrem Inneren brauen sich dunklen Schatten zusammen, die immer bedrohlicher werden, während Sie immer tiefer in die Falle geraten. Ihr Elend wird immer unerträglicher.

Wieder und wieder versuchen Sie, sich gesünder zu ernähren, setzen auf Fitnessprogramme, nehmen sich ständig vor, sich zu ändern, und scheitern damit doch.

Wie die Fliege in der Kannenpflanze erkennen Sie erst dann, dass Sie in der Falle sitzen, wenn Sie schon fest am Haken hängen. Allerdings gibt es einen entscheidenden Unterschied zwischen der Kannenpflanze und der Falle des emotionalen Essens:

ES IST NIE ZU SPÄT, AUS DER FALLE DES EMOTIONALEN ESSENS ZU ENTKOMMEN.

Im Gegensatz zur Fliege hängen Sie nicht an einem glitschigen Abhang und werden nicht durch physikalische Kräfte zum Essen gezwungen. Die Falle existiert nur in Ihrem Kopf. Auf geniale Weise sorgt sie dafür, dass Sie sich selbst gefangen halten, denn je mehr Sie gegen die Gefangenschaft ankämpfen, desto enger ziehen sich die Fesseln zusammen. Gleichzeitig ist das aber auch die fatale Schwäche dieser Falle. Sie selbst haben es in der Hand, sich daraus zu befreien, und müssen dazu lediglich die Anweisungen in diesem Buch befolgen.

Darüber hinaus haben Sie die Gewissheit, dass sämtliche Folgen rückgängig gemacht werden können, wenn man diese Sucht überwindet. Sobald Sie keine der psychischen und körperlichen Tiefpunkte mehr erleben, die das emotionale Essen auslöst, erreichen Sie wieder den Normalzustand und akzeptieren gelegentliche Tiefs als natürlichen Teil des Lebens, den Sie nicht mit Junkfood bekämpfen müssen.

Zudem sollten Sie nicht vergessen, dass weder Ihr Charakter noch Ihre Persönlichkeit dafür verantwortlich sind, dass Sie in der Falle sitzen. Millionen von Menschen, die sich in der gleichen Falle befanden und niemals mit einem Entkommen gerechnet hätten, konnten sich befreien, und das wird auch Ihnen gelingen.

WAS HÄLT SIE ZURÜCK?

Zwei große Mythen halten Sie in der Falle:

1. Der Mythos, dass Junkfood Genuss und/oder Trost bedeutet.
2. Der Mythos, dass es schwer und unangenehm ist, damit aufzuhören.

Solange Sie diesen weit verbreiteten Mythen Glauben schenken, wird es Ihnen schwerfallen, nicht mehr aus emotionalen Gründen zu essen. So gerne Sie auch aufhören würden, eine leise Stimme in Ihrem Kopf wird Ihnen einreden, dass Sie sich dann schlecht fühlen. Sie müssen diese Denkweise ändern und dazu mit den Mythen aufräumen.

Die Junkfood-Industrie mit ihren Werbeagenturen macht uns weis, dass Junkfood Genuss und Trost verschafft. Dabei bietet Junkfood jedoch keineswegs echtes Vergnügen oder Trost, sondern vielmehr reichlich Elend und Unbehagen – das wissen Sie selbst nur zu gut.

Dennoch wird sich in Ihrem Kopf hartnäckig die Überzeugung halten, dass emotionales Essen Genuss oder Trost bedeutet, und trotz der Geschichte über den »neuen Freund« denken Sie vielleicht: »Eigentlich ist es doch egal, ob die Gefühle echt sind oder nicht.«

Dieser Einwand lässt sich durch zwei starke Argumente ein für alle Mal widerlegen:

1. Emotionales Essen gefährdet Ihre körperliche und geistige Gesundheit, und auch wenn Sie den Kopf in den Sand stecken, wird die unerbittliche Wahrheit irgendwann einen hohen Tribut fordern.
2. Wenn Sie mit Ihrem Essverhalten zufrieden wären, würden Sie dieses Buch nicht lesen.

Früher oder später wird allen Süchtigen klar, dass ihre Sucht ihnen weder Genuss noch Trost verschafft. Dann geht es ihnen wie der Fliege, die rasch in den Bauch der Kannenpflanze abrutscht. Wenn sie irgendwann spürt, dass etwas nicht in Ordnung ist, möchte sie davonfliegen. Fast immer ist es dann bereits zu spät. Die Fliege kämpft kurz gegen ihr Schicksal an, verliert jedoch bald den Halt und stürzt in die Verdauungssäfte.

Sie selbst werden nicht von physikalischen Kräften an der Flucht gehindert. Wenn Sie spüren, dass das emotionale Essen Sie zu verschlingen droht, und sich befreien möchten, sind Sie dazu durchaus in der Lage. Sie wissen, dass der weitere Konsum weder Genuss noch Trost bietet und keinen Sinn hat. Von da aus ist es nur noch ein kleiner Schritt zu der richtigen Denkweise, die Ihnen zur Flucht verhilft.

Wenn man nach wie vor an einen vermeintlichen Genuss glaubt, ist es weitaus schwieriger, diese Denkweise zu erreichen. Sobald die Illusion von Genuss verschwunden ist, hält Sie nur noch eines zurück: Angst.

Es ist eine seltsame Angst, denn Sie fürchten, dass Sie sich nach der Flucht aus dem Elend des emotionalen Essens noch schlechter fühlen könnten. Allerdings ist diese Angst auch sehr real, deshalb werden wir uns bald damit befassen.

Zunächst jedoch müssen wir genauer auf die Illusion von Genuss und die falschen Überzeugungen eingehen, die bewirken, dass diese Illusion Bestand hat.

6. Auf den Trick hereinfallen

In diesem Kapitel

- Instinkt gegen Intellekt
- So erkennt man die Wahrheit
- Es macht mich glücklich
- Ich habe es im Griff
- So bin ich nun mal

Menschen, die nicht das gleiche Essproblem haben wie Sie selbst, verstehen oft nicht, warum Sie nicht einfach damit aufhören. Sie begreifen nicht, dass es sich bei der Falle um ein ausgefeiltes Netz aus Illusionen handelt, die verhindern, dass man den Ausweg sieht. Die Easyway-Methode ermöglicht Ihnen die Flucht, indem sie Ihnen hilft, diese Illusionen zu durchschauen.

Wer von einer Sucht wie dem emotionalen Essen betroffen ist, leidet unter zahlreichen negativen Emotionen. Dazu gehört unter anderem, dass man sich dumm vorkommt. »Warum bin ich so dämlich und stopfe mich mit diesem Zeug voll, obwohl ich doch weiß, dass es mich unglücklich macht?« Tatsächlich ist es sehr erstaunlich, dass ein so gebildetes und intelligentes Wesen wie der Mensch so unglaublich leicht zur Selbstzerstörung verleitet werden kann. Schließlich sind nicht nur Sie diesen Illusionen auf den Leim gegangen, sondern Millionen von Menschen in aller Welt, und Tag für Tag kommen weitere hinzu.

In Kapitel 2 habe ich darauf hingewiesen, dass der entscheidende Unterschied zwischen Menschen und wild lebenden Tieren darin besteht, dass Tiere sich ausschließlich auf ihre Instinkte verlassen. Auch wir Menschen nutzen den Instinkt – er sagt uns, wann und was wir essen sollen, er warnt uns vor Gefahren und hilft uns sogar, einen geeigneten Partner zu finden –, aber nicht ausschließlich. Wir setzen darüber hinaus auch unseren Intellekt ein, der uns die Macht gibt, das gesamte Tierreich zu beherrschen.

INTELLEKT GEGEN INSTINKT

Dank unseres Intellekts können wir lernen und unser Wissen weitergeben, sodass wir zu einer hoch entwickelten Spezies geworden sind, die nicht nur fantastische Bauwerke und Maschinen konstruiert, sondern auch Kunst, Musik, Romantik, Spiritualität und dergleichen zu schätzen weiß.

Der Intellekt ist eine wunderbare Sache, kann uns jedoch zu Kopfe steigen. Wir neigen dazu, dem Intellekt mehr Bedeutung beizumessen als dem Instinkt, und das hat uns auf Irrwege geführt. Der Instinkt ist das Überlebensset von Mutter Natur, aber wenn er mit unserem Intellekt in Konflikt gerät, vertrauen wir in der Regel auf die Cleverness.

WIR MEINEN SCHLAUER ZU SEIN
ALS DER ÜBERLEBENSINSTINKT.

Ein extremes Beispiel ist die Sportlerin, die vor dem Match eine Schmerzspritze braucht. Ihr Instinkt signalisiert ihr deutlich, dass sie die Verletzung in Ruhe auskurieren sollte, doch der Verstand redet ihr ein, den Schmerz zu betäuben und weiterzuspielen. So fügt sie ihrem Körper irreversible Schäden zu. Der Instinkt lag richtig, doch die Sportlerin hat sich auf die Seite des Intellekts geschlagen.

Wenn Sie einmal überlegen, welche vermeintlichen »Fortschritte« die menschliche Rasse vorzuweisen hat, werden Sie erkennen, dass wir die Vorteile, die Mutter Natur uns mitgegeben hat, nicht richtig nutzen, sondern stattdessen erstaunlich viel Energie in unsere Selbstzerstörung investieren. Damit sind nicht nur die ausgeklügelten Methoden gemeint, die wir ersonnen haben und nach wie vor entwickeln, um uns gegenseitig im Kampf zu töten, sondern diese Tendenz zeigt sich auch bei unserer Ernährungsweise.

Wir sind eine Spezies zwanghafter Junkfood-Konsumenten geworden, weil wir zulassen, dass sich unser Intellekt über unsere Instinkte hinwegsetzt. Wir haben eine Schwäche für raffinierten Zucker und die vielen Süßigkeiten, Kuchen und Getränke, in denen er enthalten ist, weil damit der natürliche Zucker nachgeahmt wird, der in Früchten zu finden ist.

Früchte sind die Nahrung, die von Natur aus für uns vorgesehen ist. Unsere Vorliebe für den natürlichen Zucker in

Obst soll dafür sorgen, dass wir diese Früchte gerne essen. Raffinierter Zucker gaukelt unseren Geschmacksknospen vor, er sei genauso gut wie Früchte, obwohl er nichts von deren gesunden Inhaltsstoffen enthält. Mit unserem Intellekt haben wir einen Stoff erschaffen, der unserem Instinkt weismacht, dass wir etwas Gutes zu uns nehmen, obwohl er in Wirklichkeit uneingeschränkt schlecht ist.

Das meine ich ganz ernst: Raffinierter Zucker ist IN JEDER HINSICHT SCHLECHT.

Viele der intellektuellen Entscheidungen, die wir im Leben treffen, sind durchaus positiv. Zum Beispiel können wir uns dank des Intellekts besser schützen, weil wir im Gegensatz zu anderen Tieren in der Lage sind, drohende Schwierigkeiten vorherzusehen und zu verhindern. Die Entscheidung für Junkfood ist allerdings ganz und gar nicht vorteilhaft. Warum also treffen wir diese Entscheidung?

Der Grund ist ganz einfach:

UNS IST OFT NICHT KLAR, DASS WIR
EINE WAHL HABEN.

Natürlich ist es Ihre eigene Entscheidung, ob Sie Junkfood essen oder nicht. Niemand zwingt Sie mit vorgehaltener Waffe dazu. Doch die Gehirnwäsche ist so stark und schafft so überzeugende Illusionen, dass Ihnen gar nicht in den Sinn kommt, dass es noch Alternativen gibt.

Viele Leute profitieren davon, dass Sie meinen, Junkfood essen zu müssen. Ob Hersteller, Verkäufer oder Werbetreibende … sie setzen alles daran, um Sie zu dieser intellektuellen Entscheidung zu verleiten. Und darin sind sie wahre Meister. Dabei spielt Ihr Intellekt diesen Leuten in die Hände, da sie Ihnen Fehlinformationen vermitteln, die Ihre natürlichen Instinkte außer Kraft setzen und Sie dazu verleiten, an zwei Mythen zu glauben:

1. dass Junkfood Genuss oder Trost verschafft,
2. dass Sie sich quälen müssen und unglücklich sind, wenn Sie darauf verzichten.

SO ERKENNT MAN DIE WAHRHEIT

Der menschliche Verstand lässt sich leicht täuschen. Die Abbildung mit den Männern aus Kapitel 2 zeigt sehr anschaulich, wie leicht wir uns falsche Informationen weismachen lassen. Allerdings zeigt sie auch, dass man sich von einer Illusion niemals wieder täuschen lässt, sobald man diese einmal durchschaut hat.

Das beantwortet eine der Fragen, die viele Leute zu Easyway haben:

IST EASYWAY VIELLEICHT AUCH NUR EINE ART GEHIRNWÄSCHE?

Eine Sucht funktioniert, indem sie das Gehirn mit einem falschen Gefühl von Genuss und Belohnung bombardiert, das Sie fälschlicherweise für echt halten. Ihr Instinkt wurde so umprogrammiert, dass er glaubt, Sie müssten Junkfood essen, um Freude oder Trost zu empfinden. Gleichzeitig hat Ihr Intellekt die gleichen Fehlinformationen bekommen. Solange Ihr Intellekt weiterhin glaubt, dass Junkfood Genuss oder Trost verschafft, können Sie Ihren Instinkt nicht neu programmieren, um diese falsche Belohnung von einer echten zu unterscheiden.

Die Easyway-Methode ist das Gegenteil einer Gehirnwäsche. Mit ihrer Hilfe können Sie die Illusionen durchschauen und mit den Mythen aufräumen, die Sie am Entkommen hindern.

Die erste Illusion glaubt fast jeder von uns:

ES SCHMECKT SO GUT.

Von klein auf wird uns vermittelt, dass Süßes etwas ganz Besonderes ist. Dass Kinder nicht uneingeschränkt Naschereien bekommen, verstärkt diesen Eindruck. »Nachtisch gibt es erst, wenn du deinen Teller leergegessen hast.« Natürlich gilt uns der Nachtisch dann als besondere Köstlichkeit.

So wachsen wir mit der Überzeugung auf, dass zuckerhaltige Nahrung besonders lecker schmeckt. Aber wenn Sie Junkfood aufgrund des Geschmacks essen, warum schlucken Sie es dann hinunter? Sie könnten den Geschmack auch genießen, wenn Sie das Essen nach dem Kauen einfach ausspucken und so verhindern, dass die schlechten Inhaltsstoffe in Ihren Körper gelangen.

In Wirklichkeit genießen wir Junkfood gar nicht. Wir schlingen es hinunter, und dafür kann es nur einen

Grund geben: Wir brauchen ganz dringend unsere Dosis. Wir werden nicht von echtem Genuss gesteuert, sondern von der *Vorstellung* von Genuss. Es geht uns nicht um den Geschmack, sondern um den Zucker und dessen Wirkung auf Gehirn und Körper.

Denken Sie an Ihre letzten Orgien mit Keksen, Eiscreme oder Schokolade zurück. Haben Sie sich Zeit gelassen, alles sorgfältig ausgekostet und jeden Krümel genossen? Oder haben Sie sich mit schlechtem Gewissen hektisch vollgestopft?

Sicher hätten Sie gerne länger etwas davon gehabt, doch vermutlich haben Sie Ihr Junkfood im Handumdrehen hinuntergeschlungen, es sei denn, Sie haben sich ganz gezielt sehr zurückgehalten.

Wenn Sie demnächst ein Stück Kuchen oder einen Schokoriegel oder anderes Junkfood verspeisen, achten Sie genau darauf, wie Sie essen.

Nehmen Sie sich Zeit, kauen Sie langsam und registrieren Sie den Geschmack und das Gefühl in Ihrem Mund. Ihnen wird immer deutlicher werden, dass es sich um einen faden Klumpen oder Brei handelt.

Das meiste Junkfood hat keinerlei Eigengeschmack. Den meisten Nachspeisen wird Fruchtaroma zugefügt, damit sie überhaupt schmecken. Dass Sie nicht genug davon bekommen, liegt nicht am Geschmack, sondern an der Zuckersucht.

ES MACHT MICH GLÜCKLICH

Manche der Menschen, die aus emotionalen Gründen essen, glauben selbst in allergrößter Verzweiflung nach wie vor, dass einzig und allein Junkfood glücklich machen kann. Es kommt ihnen niemals in den Sinn, dass genau das die Wurzel ihres Unglücks ist.

Sowohl die Werbebranche als auch unsere Mitmenschen machen uns weis, dass zuckerhaltige Nahrung glücklich macht. Diese Illusion verstärken wir, wenn wir uns gegenseitig Pralinen schenken, mit Kuchen feiern oder mit Keksen belohnen.

Schokolade ist ein geniales Beispiel für die Gehirnwäsche. Sie besteht im Wesentlichen aus drei Zutaten: Kakao, der ungesüßt unangenehm schmeckt und einen süchtig machenden Stoff namens Theobromin enthält, raffiniertem Zucker, der den üblen Geschmack übertüncht, und Kuhmilch, die für die Ernährung von Kälbern gedacht ist und die Schokolade ansprechender wirken lässt. Jede einzelne dieser Zutaten ist für den menschlichen Körper schädlich, doch zusammen bilden sie ein Produkt, das verlockend wirkt und uns zu der Überzeugung verleitet, dass wir etwas Wunderbares essen.

Die Gehirnwäsche ist so effektiv, dass wir Schokolade als Geschmacksnote betrachten, die wir anderem Junkfood zufügen, damit es attraktiver erscheint. Der Irrglaube, Schokolade sei ein natürliches, gesundes Produkt, ist weit verbreitet. Es stimmt zwar, dass manche

Schokoladensorten stärker verarbeitet sind und mehr Junk enthalten als andere, aber »reine« Schokolade gibt es nicht. Jede Schokolade ist ein industrielles Erzeugnis, das süchtig machendes Theobromin enthält.

Die Gehirnwäsche macht uns weis, dass gesellschaftliche Anlässe mit Schokolade, Süßigkeiten, Kuchen und anderen zuckerhaltigen Nahrungsmitteln besonders angenehm sind. Wir lassen uns einreden, dass uns diese Dinge trösten, wenn wir einsam, gestresst oder traurig sind.

Man kann uns nur zu leicht hinters Licht führen. Sicher kennen Sie das schöne Gefühl, sich an einem sonnigen Tag ein Eis an der Eisdiele zu holen und dann die Straße entlangzuschlendern, während man seine Lieblingssorte genießt. Solche Erlebnisse prägen sich ein und verstärken die Überzeugung, dass das Eis glücklich gemacht hat. In Wirklichkeit wären Sie jedoch auch ohne Süßes glücklich gewesen. Nicht das Eis war für Ihr Glück verantwortlich, sondern die Situation, in der Sie es gegessen haben.

Die Bezeichnung »Trostessen« ist nicht zutreffend. Die Vorstellung, man könne sich trösten, indem man sich mit Nahrung vollstopft, ist schwer zu schlucken. (Nein, für dieses Wortspiel werde ich mich nicht entschuldigen.) Wenn Sie meine Erläuterungen zur Sucht verstanden haben, wissen Sie mittlerweile, dass die Illusion von Genuss lediglich durch die Erleichterung von dem Unbehagen entsteht, das überhaupt erst durch den Konsum von Junkfood entstanden ist.

Alle Menschen, die aus emotionalen Gründen essen, wissen, dass Junkfood nicht glücklich macht. Ganz gleich, weshalb Sie unglücklich sind, zuckerhaltige Nahrung ohne jeglichen Nährwert wird Ihnen nicht helfen. Sie lindert lediglich das Unbehagen, das sich seit der letzten Dosis Junkfood eingestellt hat. Ihre Trauer, Einsamkeit, Angst oder Ihre anderen unangenehmen Gefühle bleiben unverändert, und da das übermäßige Essen noch dazu Unwohlsein und Selbsthass hervorruft, fühlen Sie sich letztendlich noch unglücklicher als zuvor.

Wer aus emotionalen Gründen isst, redet sich ein, den Konsum von Junkfood zu genießen, weil die Wahrheit unerträglich ist. Würde man zugeben, dass man Junkfood nicht genießt, müsste man sich eingestehen, dass man die Kontrolle verloren hat und nur deshalb isst, weil man der Versuchung nicht widerstehen kann.

Die Entscheidung liegt bei Ihnen. Akzeptieren Sie die Wahrheit und folgen Sie den Anweisungen zur Flucht oder lügen Sie sich weiter etwas vor, um sich vor der jämmerlichen Wahrheit zu schützen: Emotionales Essen verursacht ungeahntes Leid, doch Sie sind nicht in der Lage, damit aufzuhören.

ZIEHEN SIE DEN KOPF AUS DEM SAND!

Sie wissen ja, von Junkfood versprechen Sie sich nur deshalb Genuss oder Trost, weil Sie ohne diesen Junk nervös werden und sich unbehaglich fühlen. Wenn Sie dem Essimpuls nachgeben, lässt dieses Unbehagen ein wenig nach. Das empfinden Sie als Hochgefühl, dabei fühlen Sie sich lediglich so, wie es Nicht-Süchtigen immer geht.

DAS IST SO, ALS WÜRDE MAN ABSICHTLICH ZU ENGE SCHUHE TRAGEN, WEIL ES SO SCHÖN IST, DIESE IRGENDWANN WIEDER AUSZUZIEHEN!

ICH HABE ES IM GRIFF

Abgesehen von der Tatsache, dass das ein ziemlich absonderlicher Grund für die Nahrungsauswahl ist, haben Sie Ihr Essverhalten ganz eindeutig *nicht* im Griff.

Von klein auf werden wir davor gewarnt, dass zuckerhaltige Nahrung schlecht für die Zähne ist, Pickel hervorruft und andere Probleme nach sich zieht. Dennoch reden wir uns ein, dass uns schon nichts passieren wird: Wir können uns schließlich die Zähne putzen, Sport treiben, die Haut gut pflegen. Auf die Gefahr von Sucht und Elend weist uns dagegen niemand hin.

Wir sehen Junkfood als sündigen Genuss, weiter nichts. Dabei wissen Sie nur zu gut, wie es Sie in die Falle locken und darin gefangen halten kann, sosehr Sie sich auch wünschen, damit aufzuhören. Wenn Sie die echte Gefahr von Junkfood durchschaut haben, ist es bereits um Sie geschehen, und Sie sitzen endgültig in der Falle. Zum Glück ist es niemals zu spät, sich daraus zu befreien. Sobald Sie die Wahrheit durchschaut haben, können Sie ganz leicht mit der Illusion aufräumen, der Konsum von Junkfood sei eine relativ harmlose Angewohnheit.

SO BIN ICH NUN MAL

Wer an einer Sucht leidet, führt dies oft auf einen persönlichen Fehler zurück, entweder auf eine Charakterschwäche – Mangel an Willenskraft – oder eine Veranlagung zur Sucht – angeborene Suchtanfälligkeit. In beiden Fällen lautet der logische Schluss, dass man darauf keinen Einfluss hat, und diese Ausrede kommt Süchtigen sehr gelegen, weil dann niemand verlangen kann, dass sie ihr Verhalten ändern.

Wenn das absurd klingt, dann deshalb, weil die Sucht an sich absurd ist. Sie veranlasst uns zu absurden Entscheidungen und zu absurdem Verhalten. Obwohl Süchtige wissen, dass ihre Sucht destruktiv ist, und sich verzweifelt davon befreien wollen, erfinden sie Lügen und Ausflüchte jeder Art, damit sie der Sucht weiter frönen können.

Das Problem liegt darin, dass wir immer wieder hören, man könne eine Sucht nur mit Willenskraft überwinden, und es gebe eine natürliche Veranlagung zur Sucht. Da diese Fehlinformationen von vielen renommierten Suchthilfeorganisationen verbreitet werden, wirken sie umso überzeugender.

Warum sollte eine Organisation, die den Menschen wirklich helfen will, sie mit derartigen Informationen noch tiefer in die Falle stoßen? Die einfache Antwort lautet, dass auch diese Organisationen der Gehirnwäsche ausgesetzt sind und die Situation niemals aus einer anderen Perspektive betrachtet haben.

Aufgrund dieser Absurdität der Sucht ist es so wichtig, dass Sie aufgeschlossen bleiben und die Anweisungen befolgen. Die Wahrheit ist nämlich oft das genaue Gegenteil dessen, was Sie für wahr halten.

Die Überzeugung, Ihre Essstörung sei auf eine Charakterschwäche zurückzuführen, ist eine Form der Verleugnung.

Statt zu akzeptieren, dass Sie süchtig sind, und die notwendigen Schritte zur Überwindung dieser Sucht zu unternehmen, können Sie sich einreden: »Ich kann nicht anders, ich muss mein Schicksal akzeptieren.«

Warum jedoch sollte man das wollen? Warum sollte jemand, der unter dem Elend und der Sklaverei des emotionalen Essens leidet, eine Ausrede finden, die ihn an der Freiheit hindert?

Die Antwort lässt sich mit einem Wort zusammenfassen, mit der Ursache sämtlicher Süchte:

ANGST.

7. Angst

In diesem Kapitel

- Tauziehen
- Projizierte Ängste
- Angst vor dem Scheitern
- Angst vor dem Erfolg
- Das Tauziehen gewinnen
- Alle Zweifel beseitigen

Angst vor den Folgen des emotionalen Essens führt dazu, dass Sie damit aufhören wollen, doch andere Ängste bewirken das genaue Gegenteil. Deshalb sollten wir nun versuchen, sämtliche Ängste abzustellen.

Alle Süchtigen erfinden Ausreden. Wer aus emotionalen Gründen isst, muss Ausreden erfinden, weil den Betroffenen klar ist, dass es keine logische Erklärung dafür gibt, sich immer wieder mit Junkfood vollzustopfen. Wie also rechtfertigen Sie das vor sich selbst?

»Heute bin ich nicht stark genug. Morgen wird es besser sein.«

»Jetzt ist die Packung schon angebrochen, da kann ich sie genauso gut leeressen.«

Sie brauchen diese Ausreden, um weiter Junk zu essen, weil Sie Angst davor haben, was passieren könnte, wenn Sie damit aufhören. Da die Gehirnwäsche Ihnen weisgemacht hat, dass Junkfood unvergleichlichen Genuss, einen Vorteil oder Trost verschafft, macht die Vorstellung von einem Leben ohne diese Produkte Angst. Andererseits wissen Sie genau, wie sehr Sie sich selbst schaden, und haben Angst vor den langfristigen Folgen.

Sie sind in einem Tauziehen zwischen widersprüchlichen Ängsten gefangen, die zu widersprüchlichen Gedanken führen: »Ich weiß, dass Junkfood unglücklich macht, aber es ist meine einzige Freude im Leben.« Sicher erkennen Sie selbst:

ETWAS, DAS SIE UNGLÜCKLICH MACHT,
KANN KEINE FREUDE BEREITEN!

PROJIZIERTE ÄNGSTE

Für Angst muss man sich nicht schämen. Sie ist ein äußerst starkes Gefühl, das uns oft das Überleben sichert. Interessant ist dabei vor allem, dass sie sowohl instinktiv als auch intellektuell sein kann. Der Instinkt veranlasst uns zu Kampf oder Flucht, weist uns auf Gefahren hin und sorgt dafür, dass wir in möglicherweise gefährlichen Situationen vorsichtig sind.

Das, was uns Angst macht, kann jedoch entweder real oder eingebildet sein. Ob in der Geisterbahn oder im Horrorfilm, wir wissen genau, wie man ohne echte Gefahr Angst erzeugt. Der Angst-Instinkt kann bereits durch die Vorstellung einer Gefahr ausgelöst werden.

Wir können uns Gefahren ausmalen, die überhaupt nicht existieren. Das ist sowohl ein Vorteil als auch ein Nachteil. Unsere Fähigkeit, etwaige Gefahren einzuschätzen, gibt uns die Möglichkeit, diese zu vermeiden. Die Angst, den Arbeitsplatz zu verlieren, ist zum Beispiel rein intellektuell. Weil Sie wissen, welche Folgen Arbeitslosigkeit haben kann – zum Beispiel Geldmangel, Verlust der Annehmlichkeiten, die Sie jetzt genießen, das Gefühl der Nutz- und Sinnlosigkeit –, setzen Sie alles daran, sich Ihren Job zu erhalten und sich unentbehrlich zu machen, selbst wenn Ihre Stelle aktuell nicht in Gefahr ist.

In diesem Fall ist Ihr Intellekt sehr nützlich. Aber was, wenn die projizierten Ängste auf falschen Informationen beruhen? Man kann sich nämlich auch vor etwas fürchten, das überhaupt keine Gefahr darstellt, zum Beispiel vor dem Leben ohne Junkfood.

Es hat keinerlei negative Folgen, wenn man KEIN Junkfood isst, und wir wissen, dass das für unseren Körper besser wäre. Allerdings hat Ihnen die Gehirnwäsche weisgemacht, ein Leben ohne regelmäßige Dosis sei trostlos.

Als Verbraucher werden wir mit so vielen falschen Informationen bombardiert, dass wir unmöglich entscheiden können, was wir glauben sollen. Deshalb machen wir uns große Sorgen um Dinge, die niemals eintreten werden – und lassen dabei die tatsächlichen Probleme außer Acht.

Jede Sucht beruht auf Angst. Angst ist die Kraft, die die Falle so genial macht und den Süchtigen davon überzeugt, dass sie ihm einen gewissen Genuss oder Trost verschafft. Das ist deshalb so genial, weil dieser Prozess quasi rückwärts abläuft. Das Gefühl der Leere und Unruhe verspüren Sie nur, wenn Sie *nicht* essen. Wenn Sie dann etwas zu sich nehmen, empfinden Sie ein leichtes Hochgefühl, das die Unruhe ein wenig lindert und Ihrem Gehirn weismacht, dass Junkfood Ihnen Trost verschafft.

Deshalb können Sie niemals wahres Glück erleben, solange Sie noch in der Falle des emotionalen Essens sitzen. Wenn Sie Junkfood essen, wünschen Sie sich, Sie könnten es lassen. Und wenn Sie es nicht essen dürfen, haben Sie großes Verlangen danach.

SOBALD SIE DIE FALLE RICHTIG DURCHSCHAUT HABEN, WERDEN SIE KEIN BEDÜRFNIS UND KEIN VERLANGEN MEHR NACH JUNKFOOD VERSPÜREN.

ANGST VOR DEM SCHEITERN

Emotionales Essen ist wie ein Gefängnis. Alle Lebensbereiche werden durch das Essverhalten bestimmt: Ihr Tagesablauf, Ihre Hoffnungen, Ihr Weltbild, Ihre Qual. Natürlich sind Sie nicht tatsächlich eingesperrt, es gibt weder Wände noch Gitter. Bei einer Sucht existiert das Gefängnis lediglich im Kopf der Betroffenen, doch solange Sie vom Junkfood versklavt sind, erleben Sie genau die gleichen psychologischen Symptome wie ein Häftling in einem tatsächlichen Gefängnis.

Wer schon einmal vergeblich versucht hat, eine Essstörung anzugehen, weiß nur zu gut, dass man dadurch noch tiefer in die Falle gerät. Man kennt das aus Filmen: Wenn ein Gefangener in eine Zelle geworfen wird, läuft er meist zuallererst zur Tür und rüttelt am Griff. Das bestätigt seine missliche Lage: Er ist wirklich eingesperrt.

Ein vergeblicher Versuch, mit emotionalem Essen aufzuhören, hat den gleichen Effekt: Er bestärkt die Überzeugung, in einem Gefängnis zu stecken, aus dem es kein Entkommen gibt. Diese Erfahrung kann sehr niederschmetternd sein, sodass es ganz natürlich erscheint, dieses Elend des Scheiterns zu vermeiden, indem man jeglichen Befreiungsversuch unterlässt.

Nach der verdrehten Logik der Sucht bewahrt man sich den Glauben, ein Entkommen sei jederzeit möglich, wenn man gar keinen Fluchtversuch unternimmt. Wie hoffnungslos man in der Falle sitzt, zeigt sich erst dann, wenn man sich daraus befreien will.

Wenn Sie diese Denkweise hier schwarz auf weiß lesen, wird ihre Absurdität ganz offensichtlich, doch solange man in der Falle sitzt, ist das weitaus weniger klar. Süchtige brauchen diese Überzeugung, eine Flucht sei jederzeit möglich, denn sie steht für Hoffnung. Und wer würde schon freiwillig seine größte Hoffnung vernichten?

Für Millionen von intelligenten Menschen auf der ganzen Welt hat das zur Folge, dass sie weiter in der Falle bleiben. Sie ertragen lieber das Elend der Sucht, als das Elend des Scheiterns zu riskieren. Dabei übersehen sie einen entscheidenden Aspekt, den sie erst erfahren, wenn sie Easyway entdecken: Wer an der verschlossenen Gefängnistür rüttelt, hat lediglich auf die falsche Fluchtmethode gesetzt.

Das Rütteln an der Tür entspricht der Methode Willenskraft. Die Falle ist wie eine Schlinge, die sich immer enger zuzieht, je stärker Sie sich wehren. Deshalb fällt es gerade willensstarken Menschen oft besonders schwer, eine Sucht zu überwinden.

Die Angst, mit einem Aufhörversuch zu scheitern, ist unlogisch. Das, vor dem Sie sich so fürchten, ist schließlich bereits geschehen. Sie sind süchtig. Was könnte schlimmer sein? Jedes Mal, wenn Sie der Versuchung erliegen, ein Stück Kuchen oder einen Schokoriegel zu essen, erleben Sie das Gefühl des Scheiterns. Solange Sie süchtig bleiben, werden Sie das weiterhin als persönliches Versagen empfinden. Vielleicht haben Sie Angst, dass ein vergeblicher Aufhörversuch das Gefühl des Scheiterns nur noch verstärken wird. Ich versichere Ihnen, dass das nicht der Fall ist – sofern Sie auf die richtige Methode setzen.

Unter den richtigen Umständen kann die Angst vor dem Versagen eine positive Kraft sein. Sie sorgt dafür, dass sich der Läufer im Startblock, die Schauspielerin vor dem Auftritt und Schüler in der Prüfung richtig konzentrieren. Die Angst vor dem Scheitern ist die kleine Stimme in Ihrem Kopf, die Sie dazu veranlasst, sich gründlich vorzubereiten, sich an alles zu erinnern, was Sie geübt und trainiert haben, und nichts dem Zufall zu überlassen. Sie kann Denken und Urteilsvermögen in bemerkenswerter Weise schärfen.

Dass Süchtige Angst vor dem Scheitern haben, beruht dagegen auf einer Illusion. In Wirklichkeit haben Sie bei einem Aufhörversuch rein gar nichts zu verlieren, selbst wenn Sie scheitern sollten. Im schlimmsten Fall bleiben Sie in der Falle. Doch wenn Sie gar keinen Fluchtversuch starten, ist dieses Schicksal garantiert. Anders ausgedrückt:

WENN SIE SICH DER ANGST VOR DEM SCHEITERN ERGEBEN, TRITT UNTER GARANTIE GENAU DAS EIN, WAS SIE BEFÜRCHTEN.

Allerdings gibt es noch eine weitere Angst, mit der Sie aufräumen müssen, bevor Sie entkommen können.

ANGST VOR DEM ERFOLG

In psychologischen Studien, die sich mit Gefängnisinsassen und ehemaligen Inhaftierten befassen, lässt sich immer wieder ein bestimmtes Phänomen feststellen: Viele ehemalige Häftlinge werden innerhalb kürzester Zeit nach der Entlassung erneut straffällig. Das lässt vermuten, es handele sich eben um gewohnheitsmäßige Verbrecher, denen es an Intelligenz oder Moral fehlt, doch Forschungen zufolge verstoßen die ehemaligen Straftäter in vielen Fällen absichtlich wieder gegen das Gesetz, um erwischt zu werden. Sie *wollen* zurück ins Gefängnis.

Das Gefängnisleben ist hart, aber wenn dieses Leben vertraut ist, erscheint es oft attraktiver als die Alternative … oder zumindest weniger beängstigend. Das Leben in Freiheit ist fremd und beunruhigend. Die ehemaligen Häftlinge kennen sich damit nicht aus. Sie fühlen sich überfordert und sehnen sich nach der »Sicherheit« des Gefängnisses zurück.

Mit der Psychologie der Sucht verhält es sich ganz ähnlich. Süchtige haben Angst, dass das Leben ohne ihre »Stütze« leer und sinnlos sein könnte. Sie fürchten, dass sie Freuden nicht genießen und mit Belastungen nicht zurechtkommen werden oder vielleicht sogar ein schreckliches Trauma durchmachen müssen, um sich zu befreien, und anschließend ein Leben voller Opfer und Entbehrungen führen werden.

Uns wird weisgemacht, dass ein Leben ohne unsere kleinen Sünden keinen Spaß macht. Für alle, die aus emotionalen Gründen essen, wird diese Überzeugung zum Monster, das sie in der Falle hält. Obwohl Sie genau wissen, welches Elend Ihre Sucht mit sich bringt, sehen Sie diese vielleicht als Teil Ihrer Identität. Vielleicht sind Sie sogar überzeugt davon, dass man Sie nur deshalb mag oder respektiert.

In den Medien wird er immer wieder präsentiert: Der »Genussmensch«, der sich offenbar nicht um die kleinlichen Bedenken schert, die alle anderen so verklemmt und langweilig wirken lassen. Diese Leute werden als unterhaltsamer dargestellt, als unkomplizierter und liebenswerter. Vielleicht glauben Sie all das. Vielleicht sind Sie überzeugt davon, dass Sie selbst auch so ein Mensch sind. Aber fragen Sie sich bitte ganz ehrlich:

- Haben Sie das Gefühl, dass Sie unkompliziert sind?
- Fühlen Sie sich liebenswert?
- Empfinden Sie wirklich Freude?

Eines muss Ihnen unmissverständlich klar sein: Sie haben nichts zu verlieren, wenn Sie der Falle des emotionalen Essens entkommen. Ein Leben ohne die Sklaverei der Sucht ist kein Grund zur Angst, sondern etwas, auf das man sich uneingeschränkt freuen kann. Wer sich entscheidet, in der Falle zu bleiben, wird sich zeit seines Lebens als Versager fühlen. Das ist NICHT das Leben, für das Sie geboren wurden. Sie haben die Wahl.

DAS TAUZIEHEN GEWINNEN

Die Falle sorgt dafür, dass Sie Ihr eigener Gefängniswärter sind – das macht sie so genial, aber gleichzeitig auch so anfällig. Die Panik, die Sie davon abhält, kein Junkfood mehr zu essen, gibt es nur, weil Sie überhaupt Junk essen. Wenn Sie damit aufhören, bleiben Sie für immer von dieser Panik verschont.

Das Tauziehen ist ein Konflikt zwischen zwei Ängsten: der Angst vor den Folgen Ihrer Essstörung und der Angst vor dem Leben ohne Ihre kleine »Stütze«. Eine dieser Ängste ist berechtigt, weil sie auf Fakten beruht, die andere dagegen nicht, denn sie basiert auf Illusionen. Das Tauziehen lässt sich ganz leicht gewinnen, da beide Ängste die gleiche Ursache haben: Junkfood.

MIT DEM JUNKFOOD VERSCHWINDET AUCH DIE ANGST.

Wenn Sie mit einer Zeitmaschine in die Zukunft springen könnten bis zu dem Moment, in dem Sie die letzten Zeilen dieses Buches lesen, würden Sie denken: »Wow! Werde ich mich wirklich so gut fühlen?« Statt Angst werden Sie Freude verspüren, statt des Gefühls des Scheiterns Optimismus, statt Selbsthass Selbstvertrauen, statt Apathie große Energie. Durch diese psychologischen Veränderungen wird sich auch Ihre körperliche Gesundheit verbessern. Sie werden gesünder aussehen und neue Kraft sowie die Fähigkeit zu echter Entspannung gewinnen.

Manche Menschen können wochen-, monate- oder sogar jahrelang auf die Verlockungen von Junkfood verzichten, vermissen es jedoch nach wie vor. Vielleicht haben Sie das selbst schon einmal erlebt. Mit der Easyway-Methode geschieht das nicht. Glauben Sie mir, Sie werden Junkfood nicht vermissen, weil Sie nichts aufgeben. Sie bringen kein Opfer, denn Junkfood hat keinerlei Vorteile.

Sie streichen lediglich das, was Sie unglücklich macht, aus Ihrem Leben und entscheiden sich für etwas, mit dem es Ihnen wirklich gut geht.

Das ist genauso leicht, als würden Sie schrecklich enge Schuhe durch ein bequemes neues Paar ersetzen.

SIE GEBEN NICHTS AUF.

Sie tauschen das ständige Ringen zwischen Selbstbeherrschung und Kontrollverlust gegen absolute Kontrolle ein, zwanghaftes Verhalten gegen eigenständige Entscheidungen. Sie brauchen weder Selbstbeherrschung noch Willenskraft, um sich natürlich und gesund zu ernähren.

Im Moment sehen Sie Junkfood in gewisser Weise als Freund, als ständigen Begleiter und als Trost. Machen Sie sich klar, dass das eine Illusion ist. In Wirklichkeit ist Junkfood Ihr schlimmster Feind, der Sie keineswegs unterstützt, sondern immer tiefer ins Elend stürzt. Das wissen Sie ganz instinktiv, deshalb müssen Sie aufgeschlossen sein und auf Ihren Instinkt hören.

ALLE ZWEIFEL BESEITIGEN

Nehmen Sie sich einen Augenblick Zeit, um zu überlegen, welche Vorteile es bringt, wenn Sie Ihre Essstörung überwinden. Malen Sie sich aus, wie das Ihre Selbstachtung fördern wird, wie viel Zeit und Energie Sie sparen werden, weil Sie keine Ausreden mehr erfinden müssen, um Ihr Essverhalten zu vertuschen.

Das vermeintliche kleine Hochgefühl, das Sie bei jeder Portion Junkfood verspüren, liefert nur eine leise Vorahnung von dem Gefühl, das Sie jederzeit empfinden werden, wenn Sie endlich frei sind.

WENN SIE FREI SIND, IST DAS GEFÜHL ECHT.

Allen Süchtigen fällt es schwer, ihre Sichtweise zu ändern und ihr Problem so wahrzunehmen, wie es sich anderen Menschen darstellt. Wenn Sie einen Junkie unter seiner schrecklichen Droge leiden sehen, würden Sie ihm etwa raten, sich weiterhin Heroin in die Adern zu spritzen, statt auf das Hochgefühl zu verzichten, das er bei jedem Schuss verspürt? Wenn Sie in diesem »Hochgefühl« lediglich die ersehnte Erleichterung von dem schrecklichen Verlangen erkennen, das entsteht, wenn die letzte Dosis aus dem Körper weicht, sind Sie auf dem besten Weg, auch Ihre eigene Sucht zu verstehen. Und Ihnen sollte klar sein, dass es nur einen Weg gibt, um Ihr Verlangen abzustellen:

MACHEN SIE SCHLUSS MIT JUNKFOOD!

So einfach ist das. Sobald Sie durchschauen, dass es nichts zu befürchten gibt, dass Sie auf nichts verzichten und sich nichts vorenthalten, ist das Aufhören ganz einfach.

Bislang haben Sie drei Anweisungen erhalten, damit Sie die richtige Denkweise entwickeln und mit diesem Buch Ihre Essstörung überwinden.

1. Befolgen Sie sämtliche Anweisungen!
2. Seien Sie aufgeschlossen!
3. Starten Sie voller Vorfreude!

Wenn Ihnen eine dieser Anweisungen Schwierigkeiten bereitet, blättern Sie noch einmal zurück und lesen Sie die entsprechenden Kapitel erneut. Sie müssen die

Anweisungen nicht nur befolgen, sondern auch wirklich verstehen.

Wir haben mittlerweile ermittelt, dass Junkfood Ihnen keinerlei Vorteile bringt, dass die Überzeugungen, die Sie in der Falle gefangen halten, nur Illusionen sind und dass Sie alles zu gewinnen und nichts zu verlieren haben, wenn Sie kein Junkfood mehr essen. Verstehen Sie also, dass es nichts zu befürchten gibt? Wenn ja, dann sind Sie bereit für den nächsten Schritt.

Wenn Sie fürchten, das Aufhören könne unangenehm sein – vielleicht, weil Sie schon einen vergeblichen Versuch hinter sich haben, der eine Qual war –, denken Sie bitte daran, dass die Methode Willenskraft nicht funktioniert. Sie lässt ein Gefühl von Verzicht entstehen, sodass man das Verlangen, wieder in die Falle zurückzukehren, nie richtig loswird. Die Easyway-Methode ist anders.

Vor dem nächsten Schritt müssen Sie sich sicher sein, dass Sie die Angst vor dem Erfolg und die Angst vor dem Scheitern beseitigt haben. Sie brauchen die hundertprozentige Gewissheit, dass Sie Ihre Sucht überwinden wollen. Wenn Sie irgendwelche Zweifel haben, blättern Sie bitte zurück, lesen dieses Kapitel erneut und achten dabei besonders auf die Argumente, die beweisen, dass beide Ängste keine logische Grundlage haben.

**VIERTE ANWEISUNG:
ZWEIFELN SIE NIEMALS AN IHRER
AUFHÖRENTSCHEIDUNG!**

Wenn Sie dieses Buch weiterlesen, werden Sie zu einer neuen Sichtweise aufgefordert, die gewisse Zweifel hervorrufen kann. Es ist absolut in Ordnung, wenn Sie das, was Sie lesen, in Frage stellen, denn das stärkt die Logik und Wahrheit dahinter.

Falls Sie jedoch feststellen, dass Sie an Ihrer Aufhörentscheidung zweifeln, müssen Sie sich wieder vor Augen führen, warum Sie überhaupt zu diesem Buch gegriffen haben, und daran denken, welche wunderbaren Vorteile Sie gewinnen.

Wenn Ihr Aufhörwunsch unbeirrbar feststeht, Sie jedoch an Ihren Erfolgsaussichten zweifeln, sind Sie vermutlich nicht davon überzeugt, dass man tatsächlich ohne Willenskraft aufhören kann. Deshalb wollen wir nun ein für alle Mal mit diesem Mythos aufräumen.

8. Willenskraft

In diesem Kapitel

- Die falsche Methode
- Wie willensschwach sind Sie?
- Ein endloser Kampf
- Ganz leicht ans Ziel
- Andere ehemals Süchtige

Entschlossenheit ist etwas Wunderbares. Sie gibt uns die Möglichkeit, unglaubliche Leistungen zu vollbringen, und treibt uns an, wenn wir am liebsten aufgeben würden. Eine Sucht ist jedoch kein Gipfel, den es zu erklimmen gilt, sondern nur ein Produkt Ihrer Einbildung. Sie brauchen keine Willenskraft, um die Wahrheit zu erkennen, Sie müssen lediglich aufgeschlossen sein.

Easyway kann Ihnen helfen, die Sucht des emotionalen Essens ohne Qual oder Verzicht zu überwinden, sodass Sie keine Willenskraft benötigen. Wer das hört, wendet nur zu oft ein: »Wenn das Aufhören so einfach ist, warum fällt es dann so vielen Menschen so unglaublich schwer?« Das hat einen ganz einfachen Grund: Diese Menschen setzen auf die falsche Methode.

Die einfachsten Aufgaben werden praktisch unmöglich, wenn man sie falsch angeht, zum Beispiel das Öffnen einer Tür. Jeder weiß, wie man eine Tür öffnet: Man drückt die Klinke, dann schwingt sie mit minimalem Kraftaufwand auf. Aber kennen Sie auch diese Türen ohne Klinke? Wenn man dort auf die falsche Seite drückt, an der sich die Scharniere befinden, stößt man auf heftigen Widerstand. Die Tür mag sich zwar ein wenig bewegen, doch sie schwingt nicht ganz auf. Es erfordert allergrößte Anstrengung und Entschlossenheit, sie so weit zu öffnen, dass man hindurchschlüpfen kann. Aber natürlich drücken Sie nicht dauerhaft gegen die falsche Seite, sondern ändern bald die Methode, versuchen es an der richtigen Stelle, und die Tür öffnet sich so leicht, dass Sie es kaum wahrnehmen.

DIE FALSCHE METHODE

Die Überwindung der Sucht ist wie das Öffnen einer Tür. Mit der falschen Methode ist es unglaublich schwierig, mit der richtigen dagegen kinderleicht.

Viele Menschen, die aus emotionalen Gründen essen, können damit nur schwer aufhören, weil sie versuchen, der Verlockung mit Willenskraft zu widerstehen. Deshalb erleben sie einen ständigen Willenskonflikt, ein mentales Tauziehen. Auf der einen Seite weiß ihr rationales Gehirn, dass sie aufhören sollten, weil es ihrer Gesundheit, ihrem Aussehen, ihrer Selbstachtung und ihrer Zufriedenheit schadet, doch auf der anderen Seite gerät ihr süchtiges Gehirn bei der Vorstellung, auf den Genuss oder Trost verzichten zu müssen, in Panik.

Wenn man mit der Methode Willenskraft aufhören will, sorgt man selbst dafür, dass man immer wieder Rückschläge erlebt. Man konzentriert sich auf die vielen Gründe für das Aufhören und hofft, dass der Wille stark genug ist, damit man so lange durchhält, bis das Verlangen verschwunden ist.

Das erscheint zwar logisch, doch es gibt dabei ein Problem: Man sieht Junkfood nach wie vor als Genuss oder Trost und meint daher, ein Opfer zu bringen, wenn man es nicht mehr isst. Folglich ist man unglücklich und hat zudem das Gefühl, für die Enthaltsamkeit eine Belohnung zu verdienen. Und was tun Süchtige, wenn sie sich aufheitern oder eine Belohnung gönnen wollen?

DIE METHODE WILLENSKRAFT SORGT DAFÜR, DASS SIE IMMER TIEFER IN DIE FALLE GERATEN.

Zum Aufhören brauchen Sie nur dann Willenskraft, wenn ein Willenskonflikt vorliegt. Diesen Konflikt können Sie beseitigen, indem Sie die eine Seite des Tauziehens entfernen, sodass Sie kein Verlangen mehr nach Junkfood haben. Wenn Sie versuchen, für den Rest Ihres Lebens mit Willenskraft auf Junkfood zu verzichten, werden Sie kaum Erfolg haben und sicher nicht glücklich sein; das gelingt nur, wenn Sie das Bedürfnis und das Verlangen nach Junkfood abstellen.

Manche Menschen schaffen es tatsächlich, ihr Suchtverhalten durch reine Willenskraft einzustellen, aber werden sie jemals ihre Sucht los? Viele können das Verlangen jahrelang unterdrücken und geraten dann doch wieder in die Falle. Solche Fälle sind nicht selten. Obwohl die Sucht schon so lange zurückliegt, dass sie nur noch eine schwache Erinnerung ist, sind diese Leute immer noch davon überzeugt, Junkfood sei ein Genuss oder Trost. Deshalb droht jederzeit ein Rückfall, wenn irgendwie das Bedürfnis nach Unterstützung oder einer Belohnung ausgelöst wird. Dann versagt der Wille, und die Betroffenen landen wieder in der Falle, wo sie sich schlechter fühlen als je zuvor.

WIE WILLENSSCHWACH SIND SIE?

Man geht nicht nur allgemein davon aus, dass Aufhören Willenskraft erfordert, sondern hält auch diejenigen, die nicht aufhören können, für willensschwach. Viele Süchtige werfen sich sogar selbst einen schwachen Willen vor, was starke Selbstverachtung auslösen kann. Wenn Sie meinen, dass Sie das emotionale Essen bisher nicht in den Griff bekommen haben, weil es Ihnen an Willenskraft fehlt, haben Sie die Falle, in der Sie sitzen, noch nicht richtig durchschaut.

Besonders willensstarken Menschen fällt das Aufhören sogar schwerer, weil sie meist nicht aufgeschlossen sind und nicht akzeptieren können, dass sie bislang auf die falsche Methode gesetzt haben. Sie kämpfen lieber weiter mit dem Problem, als zuzugeben, dass sie einer Gehirnwäsche ausgesetzt waren und die Kontrolle verloren haben. Es liegt in der Natur der Falle, dass sie immer fester zuschnappt, je heftiger man sich dagegen zur Wehr setzt.

FEHLGESCHLAGENE AUFHÖRVERSUCHE ZEUGEN EHER VON STARKEM ALS VON SCHWACHEM WILLEN.

EIN ENDLOSER KAMPF

Überlegen Sie einmal, ob Sie in anderer Hinsicht willensschwach sind. Vielleicht rauchen Sie oder trinken zu viel und sehen das als weiteren Beweis für einen schwachen Willen. Es gibt zwar tatsächlich einen Zusammenhang zwischen allen Süchten, doch dieser besteht nicht darin, dass sie allesamt von Willensschwäche zeugen. Ganz im Gegenteil, sie sprechen eher für einen starken Willen. Alle Süchte haben eines gemeinsam: Es handelt sich um Fallen, die durch Fehlinformationen und Unwahrheiten entstehen. Und eine der verhängnisvollsten Unwahrheiten lautet, dass Aufhören Willenskraft erfordert – denn wenn man eine Aufgabe für schwierig und unangenehm hält, sucht man Ausreden, um sie gar nicht erst anzugehen.

MIT EIGENEN WORTEN: MEL

Ich kam mit Anfang 20 nach England, um mich selbständig zu machen, und das gelang mir sehr gut. Ich arbeitete hart und musste häufig hohe Hürden überwinden, auf die man als freie Unternehmerin zwangsläufig stößt. Immer wieder war ich kurz davor, das Handtuch zu werfen, aber ich riss mich jedes Mal zusammen. Ich gab nicht auf und konnte mich behaupten.

Mein Erfolg beruhte zum Teil auf meiner Fähigkeit, Kontakte zu knüpfen und zu pflegen, und dazu musste ich andere zum Mittag- und Abendessen ausführen. In solchen Situationen ist es schwer, sich im Zaum zu halten. Ich nahm zu und fand das fürchterlich. Obwohl ich fest vorhatte, ins Fitnessstudio zu gehen, fand ich dazu nie die Zeit.

Schlimmer noch, im Laufe der Zeit begann ich auch zu essen, um mich aufzumuntern. Nach einem üppigen Mittagessen fühlte ich mich meist aufgebläht und träge, doch zur Kaffeezeit kaufte ich mir schon wieder Gebäck. Ich konnte einfach nicht widerstehen.

Mir war, als hätte ich ständig Hunger, aber wenn ich genau in mich hineingehorcht hätte, hätte ich damals festgestellt, dass ich eigentlich *nie* Hunger hatte. Dazu kam es gar nicht, weil ich ständig aß. Eine kleine Stimme in meinem Kopf redete mir ein: »Greif zu, das hast du dir verdient.«

Ich wusste einfach nicht, warum ich mich nicht dazu aufraffen konnte, etwas an meiner Situation zu ändern, obwohl ich mich bei jedem Blick in den Spiegel furchtbar fühlte. Ich war daran gewöhnt, alles im Griff zu haben, aber diesem Problem war ich offenbar hilflos ausgeliefert. Und das deprimierte mich unendlich.

Der Auslöser zum Aufhören kam, als ich mich von meinem Freund trennte. Ich nahm mir vor, 30 Kilo abzunehmen, engagierte einen Personal Trainer und verbot mir jegliche zuckerhaltige Nahrung. Mit eiserner Disziplin hatte ich nach drei Monaten tatsächlich 30 Kilo abgenommen. Leicht war es nicht, ich würde sogar sagen, es war die reinste Hölle. Aber ich schaffte es, und als ich strahlend von der Waage stieg, war mein erster Gedanke: »Na komm, jetzt hast du dir eine Belohnung verdient.« Ich feierte meinen Erfolg mit einem Cremetörtchen und einer Flasche Wein. Es kam, wie es kommen musste: Nach drei Monaten hatte ich wieder mein altes Gewicht.

Nur willensstarke Menschen können hartnäckig etwas tun, das den natürlichen Instinkten widerspricht. Obwohl Sie wissen, dass das Junkfood, das Sie konsumieren, negative Folgen für Ihren Körper hat, Sie unglücklich macht und von den Dingen ablenkt, die Sie gut können, finden Sie dennoch immer wieder Ausreden dafür. So verhält sich kein willensschwacher Mensch.

Süchtige unternehmen große Anstrengungen, um ihre Sucht zu vertuschen. Sie schleichen sich heimlich zum Einkaufen, verstecken Lebensmittelvorräte tief im Schrank, halten sich in der Öffentlichkeit sehr zurück, um sich anschließend hinter verschlossenen Türen vollzustopfen … derartige Täuschungsmanöver sind anstrengend und erfordern einen starken Willen.

Stellen Sie sich vor, Sie sehen, wie jemand gegen die Scharniere einer Tür drückt, um sie zu öffnen. Sie weisen darauf hin, dass das mit der Klinke viel leichter wäre, doch diese Person hört nicht auf Ihren Ratschlag, sondern drückt hartnäckig weiter gegen die Scharniere. So jemanden würden Sie als stur bezeichnen, oder? Vielleicht auch als verrückt, aber sicher nicht als willensschwach. Ein Gefangener, der kurz nach seiner Entlassung aus dem Gefängnis wieder straffällig wird, ist nicht willensschwach, sondern zeigt einen starken Willen, wieder hinter Gitter zu kommen.

Überlegen Sie einmal, wer aus Ihrem Bekanntenkreis eine Essstörung hat. Vielleicht fallen Ihnen gar nicht so viele ein, weil die meisten Menschen sich alle Mühe geben, ihre Sucht zu verbergen. Dennoch gibt es reichlich Beispiele dafür, dass emotionales Essen nicht nur bei Willensschwachen vorkommt.

Dicksein galt über Jahrtausende hinweg als Symbol des Erfolgs. Jeder kennt das klassische Stereotyp des übergewichtigen Wirtschaftsbosses. Von römischen Kaisern bis hin zu ehrgeizigen Bankern assoziieren wir übermäßiges Essen mit Erfolg. Natürlich gibt es einen direkten Zusammenhang zwischen den finanziellen Mitteln und der Möglichkeit, sich Nahrung zu kaufen, aber Reichtum bedeutet nicht zwangsläufig, dass man sein Geld für eine Unmenge an Lebensmitteln ausgeben muss.

Wenn erfolgreiche Personen unter Gewichtsproblemen leiden, liegt das daran, weil sie Junkfood als Genuss oder Trost sehen. Wirtschaftsgrößen müssen oft bis zur völligen Erschöpfung Energie für Auseinandersetzungen und die Bewältigung von Hindernissen aufwenden. Sie trösten und belohnen sich mit Junkfood und Alkohol und werden von den Herausforderungen in ihrem Leben so sehr in Beschlag genommen, dass sie nicht auf sich selbst achten.

Hin und wieder verordnen sie sich eine strenge Diät mit Sportprogramm, nehmen ein paar Pfund ab, meinen dann, sich wieder im Griff zu haben, und setzen ihr früheres Verhalten unverändert fort. Es mag schwach wirken, wenn das Gewicht so auf und ab geht, doch diese Menschen sind nicht willensschwach.

Alles andere in ihrem Leben zeigt, dass sie äußerst willensstark sind, also muss es einen anderen Grund haben, dass sie ihr Essverhalten nicht in den Griff bekommen, einen Grund, der nichts mit Willenskraft zu tun hat.

Sicher erkennen Sie auch an sich selbst Anzeichen von Willensstärke. Wie reagieren Sie, wenn man Ihnen sagt, dies oder jenes sollten Sie nicht essen? Ist es nicht oft so, dass Sie dann erst recht zugreifen?

Würden Sie das nicht als willensstark bezeichnen?

Menschen mit starkem Willen fällt es oft besonders schwer, mit der Methode Willenskraft aufzuhören, denn wenn sich die Tür nicht öffnet, geben sie nicht auf, um nach einer leichteren Methode zu suchen, sondern zwingen sich dazu, immer weiter gegen die Scharniere zu drücken, bis sie nicht mehr können.

MIT EIGENEN WORTEN: NICK

Einmal gelang es mir, ein ganzes Jahr lang auf Kuchen, Schokolade und Süßigkeiten zu verzichten. Ich hatte mich an Silvester dazu entschlossen und blieb bis zur nächsten Silvesterfeier dabei. Ich machte einen Bogen um Bäckereien, Eisdielen und die Süßwarenabteilung im Supermarkt. Die Dessertauswahl im Restaurant sah ich mir niemals an. Zu Beginn war ich fest entschlossen und hatte keine Schwierigkeiten, weil im Januar viele meiner Freunde auf bestimmte Speisen und Alkohol verzichteten. Ich dachte: »Super! Das ist ja ein Kinderspiel.«

Im Laufe der Wochen bemerkte ich jedoch, dass ich meine gesamte Willenskraft aufbringen musste, um den vielen Verlockungen zu widerstehen. Es wurde im Laufe der Zeit auch nicht leichter, sondern sogar schwieriger. Ich hatte erwartet, dass das Verlangen nach Junkfood nach etwa einem Monat verschwinden würde, doch das war nicht der Fall. Ich musste ständig Situationen aus dem Weg gehen, in denen ich in Versuchung geraten konnte, und merkte, dass ich schwach zu werden drohte.

Zu Weihnachten brauchte ich all meine Kraft und stand die Feiertage tatsächlich ohne Schokolade, Plätzchen, Kuchen oder anderes durch. Ich war sehr stolz auf mich. Doch an Silvester fiel alles in sich zusammen. Ich stürzte mich auf die Desserts und verspürte eine ungeheure Erleichterung, bis mir schließlich furchtbar übel wurde.

Als ich aufwachte, war ich voller Selbsthass. Mir war klar, dass ich ein ganzes Jahr der Anstrengung zunichtegemacht hatte, und konnte es kaum fassen. Besonders schlimm war dabei, dass ich das Gefühl hatte, der Erfolg sei so nahe gewesen. Ich redete mir ein, wenn ich bis Januar durchgehalten hätte, wäre ich geheilt gewesen. Aber ich hatte das Ziel ganz knapp verfehlt.

Ich verlor jegliche Selbstachtung und aß wieder, um mich zu bestrafen. Geradezu genüsslich ließ ich zu, dass sich die Kilos wieder ansammelten – weil ich direkt vor der Ziellinie versagt hatte, verdiente ich es meiner Ansicht nach nicht besser.

Mittlerweile ist mir klar, dass mein Ansatz von Anfang an zum Scheitern verurteilt war. Als ich glaubte, die Ziellinie schon fast erreicht zu haben, war sie in Wirklichkeit nicht einmal in Sichtweite. Mit der Methode Willenskraft gibt es gar keine Ziellinie.

Wenn Sie mit der Methode Willenskraft aufhören wollen, nimmt der Kampf nie ein Ende. Solange Sie nach wie vor glauben, dass Sie auf etwas verzichten, werden Sie leiden. Je stärker Ihr Wille, desto länger halten Sie die Qualen aus, doch ans Ziel werden Sie niemals kommen. Nick war so willensstark, dass er ein ganzes Jahr lang durchhielt, doch je länger er Verzicht übte, desto stärker wurde sein Verlangen.

GANZ LEICHT ANS ZIEL

Mit der Easyway-Methode gibt es eine eindeutige Ziellinie, und diese werden Sie schon bald überqueren. Sie müssen nicht monate- oder jahrelang darauf hinarbeiten, sondern haben das Ziel erreicht, sobald Sie die Angst und Illusionen abstellen und kein Verlangen mehr nach Junkfood verspüren. Dann haben Sie sich von der Sucht befreit, die Sie zum emotionalen Essen verleitet. Sie müssen begreifen, dass dieses Ziel unerreichbar ist, wenn Sie sich zu Qualen verdammen.

Die harte Tour hilft bei einer Sucht nicht weiter. Mit der Methode Willenskraft kann man nicht aufhören, sondern bleibt ein Leben lang süchtig, denn …

1. Sie verstärkt den Mythos, dass das Aufhören schwierig ist, sodass Ihre Angst wächst.
2. Sie löst ein Gefühl von Verzicht aus, das Sie wie üblich lindern wollen – Sie geraten wieder in die Falle.

Wenn Sie mit der Methode Willenskraft gescheitert sind, fällt jeder weitere Aufhörversuch noch schwerer, weil die Überzeugung, dass Sie an einem unlösbaren Problem leiden, verstärkt wurde.

Menschen wie Nick, die mit der Methode Willenskraft gescheitert sind, berichten meist von der ungeheuren Erleichterung, als sie dem Verlangen schließlich doch wieder nachgaben. Sie müssen sich unbedingt klarmachen, dass diese Erleichterung lediglich das vorübergehende Ende des selbst zugefügten Leids darstellt.

Diese Erleichterung macht nicht glücklich. Niemand freut sich darüber, wieder in die Falle geraten zu sein. Nick verspürte beim Aufwachen Selbsthass. Wer aus emotionalen Gründen isst, kennt dieses Gefühl nur zu gut.

Diese erste Dosis nach einem Aufhörversuch ist kein

bisschen angenehm, auch wenn andere Ihnen das weismachen wollen. Diese Leute halten die Erleichterung, wenn das Unbehagen nachlässt, fälschlicherweise für Genuss. Eine solche Erleichterung verspürt man auch, wenn man nach einem langen Tag endlich die engen Schuhe abstreift.

ANDERE EHEMALS SÜCHTIGE

Hin und wieder begegnet man Menschen, die versuchen, sich besser zu ernähren und mit Willenskraft abzunehmen. Vermutlich bewundern Sie deren Entschlossenheit und wünschen sich, Sie könnten das Gleiche schaffen. Aber überlegen Sie nur einmal! Rufen Sie sich in Erinnerung, was Sie über die Methode Willenskraft erfahren haben, und durchschauen Sie die Wahrheit.

Andere Menschen, die aus emotionalen Gründen essen und mit der Methode Willenskraft aufhören wollen, können Ihrem eigenen Aufhörwunsch schaden. Entweder berichten sie stolz von den Opfern, die sie bringen, oder sie beklagen sich darüber. So oder so verstärken sie den Irrglauben, dass das Aufhören ein Opfer bedeutet.

Sie dürfen keinesfalls auf die Ratschläge derjenigen hören, die ihre Sucht angeblich mit der Methode Willenskraft überwunden haben.

IN WIRKLICHKEIT BRINGEN SIE KEIN OPFER.

Sie setzen auf eine bewährte Methode, um sich vom Elend des emotionalen Essens zu befreien: eine einfache, logische Methode, welche die Gehirnwäsche rückgängig macht und das Verlangen nach Junkfood abstellt. Dabei müssen Sie unbedingt verstehen, dass Sie nichts aufgeben. Sobald Sie das erkennen, hat das Tauziehen ein Ende. Ohne Tauziehen brauchen Sie keine Willenskraft. Wenn die Angst verschwunden ist, gibt es auch keinerlei Tauziehen mehr. So einfach ist das.

Nick wartete darauf, dass der Kampf ein Ende nahm, doch das ist nicht nötig. Indem Sie mit der Überzeugung aufräumen, dass Junkfood Genuss oder Trost verschafft, stellen Sie das Verlangen ab und überwinden die Sucht nach emotionalem Essen.

Das ist ein aufregender Moment – der Moment, in dem man merkt, dass man sich aus der Sklaverei befreit hat. Wenn Sie sämtliche Anweisungen befolgt und alles bisher Gelesene richtig verstanden haben, sollten Sie bereits Begeisterung und Freude verspüren.

Ein großer Schritt zur Heilung Ihrer Sucht nach emotionalem Essen liegt bereits hinter Ihnen, und Sie erkennen allmählich, in welche Richtung es geht.

Sie gewinnen wieder die Kontrolle zurück und werden bald frei sein.

Nur eine Gefahr könnte noch verhindern, dass Sie wirklich das Gefühl haben, Ihr Leben wieder in den Griff zu bekommen.

Wer mit einem Aufhörversuch scheitert, führt das auf einen Mangel an Willenskraft zurück. Süchtige, die immer wieder vergeblich aufhören wollen, haben dafür eine andere Erklärung: Sie begründen es mit einer biologischen Veranlagung, der so genannten »Suchtanfälligkeit«.

Ganz egal, wer man ist, wenn ein Mensch mit einem Aufhörversuch scheitert, liegt es lediglich daran, dass er auf die falsche Methode gesetzt hat. Solange das Verlangen nicht beseitigt wird, besteht weiterhin die Versuchung, die Sie wieder in die Falle locken will. Sie haben sich für eine Aufhörmethode entschieden, die wirklich funktioniert – eine Methode, mit der unzählige Süchtige Erfolg hatten, obwohl sie mit der Methode Willenskraft bereits viele Male gescheitert waren.

Deshalb wollen wir jetzt darauf eingehen, warum die vermeintliche Charakterschwäche keine Rolle spielt.

9. Die Theorie von der Suchtanfälligkeit

In diesem Kapitel

- Nur eine jämmerliche Ausrede
- Lediglich ein Mythos
- Die Geschichte einer Mehrfach-Süchtigen
- Wieso gerade ich?
- Von Geburt an schwach?
- Eine statistische Tatsache

Eine gängige Meinung lautet, es gebe einen gewissen »Typ« Mensch, der von Natur aus suchtanfälliger ist als »normale« Menschen, und wenn man zufällig zu diesem Typ gehöre, könne man nichts daran ändern. Dabei ist es eine Tatsache, dass sich mit den Anweisungen von Easyway ausnahmslos jeder von der Sucht befreien kann.

Zu den Symptomen des emotionalen Essens gehört, dass man sich dumm und schwach vorkommt, wenn man wieder einmal zum Trost isst. Das Tauziehen zwischen dem Wunsch, den eigenen Körper nicht mehr mit Junkfood zu quälen, und der Angst, das Leben sonst nicht bewältigen zu können, sorgt für einen ständigen Konflikt, der verwirrend, frustrierend und erniedrigend ist.

Um diese unangenehmen Gefühle zu überwinden, erfinden Sie Ausreden, warum Sie Junkfood essen.

»Ich habe mich den ganzen Tag beherrscht, jetzt verdiene ich eine Belohnung.«

»Ich hatte eine schlimme Woche und muss mich etwas aufmuntern.«

Diese Ausreden beruhen auf der falschen Annahme, dass Junkfood Genuss oder Trost bedeutet. Süchtige brauchen diese Ausreden, um zu erklären, wieso sie dem Drang, weiter Junkfood zu essen, nicht widerstehen können.

Wenn Sie durchschauen, in welcher Falle Sie sitzen und wie Sie davon manipuliert werden, erkennen Sie, dass diese Ausreden aus der Luft gegriffen sind, und fallen nicht mehr darauf herein. Wenn Sie verstanden haben, dass Junkfood rein gar nichts bringt – keinen Genuss, keinen Trost –, brauchen Sie keine Ausreden mehr, weil die Versuchung verschwunden ist.

Sofern jedoch immer noch die Versuchung lockt, obwohl Ihre üblichen Ausreden widerlegt wurden, haben Sie dafür eine andere Erklärung. »Ich bin wohl von Natur aus suchtanfällig.«

Kurz gesagt geht die Theorie von der Suchtanfälligkeit davon aus, dass manche Menschen eine genetische Veranlagung zur Sucht in sich tragen. Sosehr sie sich auch dagegen wehren, ihnen ist von Natur aus vorbestimmt, dass sie süchtig werden. Ob nach Zigaretten, nach Heroin oder nach Kuchen – sie entwickeln zwangsläufig eine Sucht, von der sie sich nie wieder befreien. Ihre natürliche Veranlagung hält sie gefangen.

Viele Süchtige stürzen sich nur zu gerne auf die Theorie von der Suchtanfälligkeit, da sie eine bequeme Erklärung liefert, warum sie in der Falle bleiben. Die Sicherheit des Gefängnisses und die Angst vor Erfolg sind stärker als ihr Wunsch nach Freiheit, und die Theorie liefert die Ausrede, warum ein Fluchtversuch die Mühe nicht wert ist. Das kommt ihnen entgegen, weil:

- Sie glauben, dass ihre Droge Genuss oder Trost verschafft,
- Sie das Aufhören schwierig finden,
- Sie fürchten, ohne ihre kleine Stütze nicht zurechtzukommen.

Nun überlegen Sie bitte, was Sie selbst glauben. Wenn Sie diese Überzeugungen teilen, blättern Sie noch einmal zurück und lesen Sie Kapitel 6 und 7 erneut. Folgendes müssen Sie unbedingt verstehen und uneingeschränkt glauben:

- Ihre Droge bietet Ihnen keinerlei Genuss oder Trost. Sie verschafft nur vorübergehend Erleichterung von dem Verlangen, das durch die vorherige Dosis entstanden ist.
- Aufhören ist einfach, wenn kein Willenskonflikt vorliegt.

- Wenn Sie ohne Junkfood leben, werden Sie sich fantastisch fühlen, viel besser als jetzt.

Wenn Sie Ihre Sucht mit angeborener Suchtanfälligkeit rechtfertigen wollen, werden Sie für immer in der Falle bleiben und verzweifeln.

LEDIGLICH EIN MYTHOS

Die Theorie von der angeborenen Suchtanfälligkeit geht darauf zurück, dass sogenannte Suchtexperten bei Süchtigen bestimmte Verhaltensmuster festgestellt haben, die auf einen gemeinsamen Charakterzug hindeuten, nämlich:

- dass Süchtige sich nach dem Aufhören noch jahrelang nach ihrer Droge sehnen,
- dass Süchtige oft von mehreren Süchten gleichzeitig betroffen sind,
- dass die Sucht bei manchen Süchtigen stärkere Ausmaße annimmt als bei anderen,
- dass viele Süchtige ähnliche Persönlichkeitsmerkmale aufweisen.

Ich habe bereits erläutert, warum manche Süchtige auch dann noch Verlangen verspüren, wenn sie schon lange aufgehört haben. Eine Sucht ist ein psychisches Leiden, kein körperliches, und wenn man den Konsum einstellt, aber weiterhin davon überzeugt ist, dass die »Droge« Genuss oder Trost bedeutet, hat man immer das Gefühl, ein Opfer zu bringen, und muss ständig gegen die Versuchung ankämpfen.

Viele Süchtige sind von mehreren Süchten betroffen – zum Beispiel gibt es Menschen, die aus emotionalen Gründen essen und gleichzeitig rauchen oder spielen, oder Heroinsüchtige, die rauchen und stark verschuldet sind. All diese Süchte haben die gleiche Ursache, doch dabei handelt es sich nicht um eine angeborene Veranlagung der Süchtigen, sondern um die falsche Überzeugung, dass das, wonach sie süchtig sind, echten Genuss oder Trost verschafft.

DAS ELEND DER SÜCHTIGEN WIRD DURCH DIE »DROGE« NICHT GELINDERT, SONDERN ÜBERHAUPT ERST VERURSACHT.

MIT EIGENEN WORTEN: KAREN

Ich habe mit 14 Jahren mit dem Rauchen angefangen. Das war meine erste Sucht. Einige Jahre später trank ich dann auch regelmäßig Alkohol. Mit 22 nahm ich mir vor, mit dem Rauchen aufzuhören. Alkohol fand ich nicht so problematisch – alle meine Freunde tranken –, aber Rauchen galt allmählich als asozial, ganz zu schweigen davon, dass es mich ein Vermögen kostete. Um mir das Aufhören zu erleichtern, gewöhnte ich mir Süßigkeiten an. Statt mir jeden Morgen eine Schachtel Zigaretten zu holen, kaufte ich mir ein paar Päckchen Süßes.

Immer, wenn ich das Verlangen nach einer Zigarette verspürte, aß ich stattdessen eine Süßigkeit. Das erschien mir sehr vernünftig – zwar bekam mein Zahnarzt vielleicht etwas mehr zu tun, aber dafür sparte ich Geld und musste keine Angst vor Lungenkrebs haben.

Bald jedoch futterte ich immer mehr Süßigkeiten – und nicht nur das, ich entwickelte Verlangen nach allen möglichen süßen Sachen: Kekse, Kuchen, Schokoriegel ... Ich nahm sehr viel zu. Früher hatte ich beim Anblick von Dicken immer gedacht: »Warum isst du nicht einfach weniger?« Mit 23 Jahren war ich dann selbst übergewichtig, wog über 100 Kilo und konnte offenbar nichts dagegen tun.

Mein Anblick im Spiegel widerte mich an. Mir war klar, was ich zu tun hatte, aber ich konnte mich einfach nicht dazu aufraffen. Ich war süchtig nach Junkfood. Dann hörte ich, dass Rauchen angeblich schlank macht. Das schien mir die Lösung für mein Problem zu sein, denn obwohl ich stattdessen Süßigkeiten aß, sehnte mich immer noch nach Zigaretten und wollte zugleich unbedingt abnehmen. Also griff ich wieder zu Zigaretten, während ich weiterhin trank und Junkfood aß. Und eines kann ich sagen: Das Rauchen hat mich kein bisschen schlanker gemacht.

Ich konsumierte all diese Dinge, weil man mir gesagt hatte, sie würden Genuss verschaffen, gegen Stress helfen und dafür sorgen, dass ich mich besser fühlte. Die Wirklichkeit sah ganz anders aus: Ich war unglücklich, ich war gestresst, und ich hasste mich selbst. Ich war ein hoffnungsloser Fall, dazu verdammt, nach allem süchtig zu werden, das mir in die Quere kam. Irgendetwas hinderte mich daran, meine Sucht zu überwinden.

Ich konnte mir nicht erklären, warum ich in Bezug auf Rauchen, Trinken und Essen so schwach war.

Irgendwann lieh mir jemand das Buch *Endlich Nichtraucher!* von Allen Carr, und ich erfuhr, dass an einer Sucht nicht die Süchtigen schuld sind, sondern die süchtig machende Droge und die Gesellschaft, die uns dazu bringt, diese süchtig machenden Dinge zu konsumieren, weil sie angeblich Genuss oder Trost verschaffen. Das war eine Offenbarung. Mir wurde klar, dass ich mit dem Rauchen aufhören konnte, ohne das Verlangen mit Süßigkeiten oder anderen Ersatzstoffen zu bekämpfen, weil das Verlangen einfach verschwinden würde. Und nachdem ich mit dem Rauchen aufgehört hatte, war ich mir absolut sicher, dass ich auch mein Essverhalten in den Griff bekommen konnte. Ich musste lediglich umdenken: Statt zu glauben, ich könne ohne Junkfood kein glückliches Leben führen, erkannte ich, dass Junkfood mich am Glücklichsein hinderte.

An meinem 25. Geburtstag hatte ich mit dem Rauchen aufgehört, trank nur noch sehr selten Alkohol und hatte fast vierzig Kilo abgenommen. Ich kann ganz ehrlich sagen, dass es mir leichtfiel. Nachdem ich die Überzeugung aufgegeben hatte, ich sei zur Sucht verdammt, konnte ich die übrigen Illusionen loswerden, und die Fesseln, die mich in der Falle gehalten hatten, verschwanden wie von selbst.

WIESO GERADE ICH?

Warum also geraten manche Menschen tiefer in die Falle als andere? Warum können manche ab und an einen Keks essen und es dabei belassen, während andere direkt die ganze Packung vertilgen?

Spricht das nicht dafür, dass manche eine Veranlagung zur Sucht haben und andere nicht?

Tatsächlich scheint es Unterschiede zwischen einzelnen Personen zu geben, doch für unterschiedliche Verhaltensweisen gibt es eine Vielzahl von Erklärungen, die allesamt nichts mit der persönlichen Veranlagung zu tun haben.

Unser Verhalten hängt eng mit den Einflüssen zusammen, denen wir als Kinder ausgesetzt sind: Eltern, Lehrkräfte, Freundeskreis, das, was wir lesen, beobachten und hören, wo wir uns aufhalten und wem wir begegnen. All das ist Teil der Gehirnwäsche und wirkt sich darauf aus, wie schnell wir in die Falle geraten. Wer ausreichend Zeit und Geld zur Verfügung hat, tappt meist schneller hinein, weil es weniger Hindernisse gibt.

Wenn Sie überzeugt sind, dass Junkfood Genuss oder Trost bedeutet, und das Verlangen, das durch den vorherigen Konsum ausgelöst wurde, bei jedem erneuten Konsum tatsächlich ein wenig nachlässt, wird diese Überzeugung natürlich bestärkt. Somit steigt Ihr Verlangen und damit Ihre Entschlossenheit, immer mehr zu konsumieren.

DIE ÜBERZEUGUNG, DASS JUNKFOOD GENUSS ODER TROST VERSCHAFFT, SORGT DAFÜR, DASS SIE IMMER TIEFER IN DIE FALLE GERATEN.

VON GEBURT AN SCHWACH?

Hatten Sie schon einmal den Eindruck, dass Sie selbst und andere, die zu viel essen, ein anderer Menschenschlag sind als alle anderen? Vielleicht haben Sie manche Charakterzüge gemeinsam: Stimmungsschwankungen zwischen großem Überschwang und starker Reizbarkeit, eine Neigung zu Unmäßigkeit und Ausflüchten, hohe Stressanfälligkeit, Angstzustände, Unsicherheit. Fühlen Sie sich wohler, wenn Sie mit Menschen zusammen sind, die ebenfalls zu viel essen?

Hüten Sie sich vor der Annahme, diese Wesenszüge könnten von einer gemeinsamen Charakterschwäche zeugen, die Sie allesamt zum emotionalen Essen verdammt. In Wirklichkeit sind diese Eigenschaften nämlich die Folge der Sucht, nicht ihre Ursache.

Alle Süchtigen fühlen sich in Gesellschaft anderer Süchtiger wohler, aber nicht, weil diese interessanter, anregender oder lustiger sind. Im Gegenteil, das liegt daran, dass andere Süchtige ihnen keine Vorwürfe machen und ihre Sucht nicht kritisch sehen. Warum? Weil sie im selben Boot sitzen.

Alle Süchtigen wissen, dass ihr Verhalten unvernünftig und selbstzerstörerisch ist. In Gesellschaft anderer, die sich genauso verhalten, fühlen sie sich etwas weniger schwach.

Schwäche, Hilflosigkeit, Dummheit und Hoffnungslosigkeit sind für alle Süchtigen die schlimme Realität. Sie selbst erleben diese vernichtenden Gefühle jedes Mal, wenn Sie der Versuchung nachgeben und Junkfood essen. Diese Gefühle sind die Hauptursache für Ihr Unglück und sorgen dafür, dass Sie immer wieder Ihre kleine Stütze brauchen.

Wenn Sie sich aus der Sucht befreien, retten Sie sich nicht nur vor den ungesunden Folgen des übermäßigen Essens, sondern befreien sich auch von den schrecklichen Auswirkungen auf Ihre Persönlichkeit.

EINE STATISTISCHE TATSACHE

Die Theorie von der angeborenen Suchtanfälligkeit hat ihre Wurzeln in der Genetik und geht davon aus, dass manche Menschen durch ein bestimmtes Gen zur Sucht veranlagt sind. Wenn dem so wäre, müsste weltweit ein relativ einheitlicher Teil der Bevölkerung süchtig sein, oder?

Das ist jedoch nicht der Fall, wie das Beispiel des Rauchens zeigt. Zur Nikotinsucht gibt es zuverlässige Zahlen, da sie bereits seit Langem eingehend erforscht wird. In den 1940er Jahren rauchten mehr als 80 Prozent der erwachsenen Männer im Vereinigten Königreich, heute liegt diese Zahl bei unter 20 Prozent. Ein ähnlicher Trend ist in den meisten westlichen Ländern zu beobachten. Soll das also heißen, dass der Anteil der von Natur aus suchtanfälligen Menschen in etwas mehr als 70 Jahren um über 60 Prozent zurückgegangen ist?

Während die Zahl der Raucher im Westen rückläufig ist, rauchen in Asien immer mehr Menschen. Sind etwa alle suchtanfälligen Menschen nach Asien ausgewandert?

Das emotionale Essen und die damit verbundenen Gesundheitsrisiken, Fettleibigkeit und Diabetes, nehmen ständig zu, doch das ist nicht auf eine natürliche Veranlagung zur Sucht zurückzuführen. Vielmehr trägt die Schuld angesichts der schieren Menge an Junkfood der Markt und die zunehmende Gehirnwäsche von Werbetreibenden, die uns zum Konsum veranlassen. Wir werden derartig bombardiert, dass wir uns große Mühe geben müssen, um einen klaren Kopf zu bewahren und die Falle, in die wir gelockt werden sollen, richtig zu erkennen. Sie wissen ja: Wenn Sie eine Illusion einmal durchschaut haben, werden Sie niemals wieder darauf hereinfallen.

Sie müssen unbedingt verstehen, dass Sie nicht aufgrund einer natürlichen Veranlagung süchtig geworden sind. Vielmehr hat die Sucht nach Junkfood bewirkt, dass Sie an eine Suchtanfälligkeit glauben.

So führt die Sucht Sie hinters Licht. Sie lässt Sie glauben, dass Sie Ihre kleine Stütze brauchen und dass Sie an einer Charakterschwäche oder einem genetischen Fehler leiden. Sie verzerrt Ihre Wahrnehmung und hat Sie damit fest im Griff.

Die Theorie von der angeborenen Suchtanfälligkeit ist für Süchtige sehr gefährlich, da sie die Überzeugung verstärkt, man könne nicht entkommen und sei zu einem Leben in Sklaverei und Elend verdammt. Dieser Mythos ist durch die Illusionen entstanden, dass Junkfood Genuss oder Trost verschafft und dass Aufhören schwer ist. Wenn Sie diese Illusionen durchschauen, löst sich der Mythos in Luft auf, und das Entkommen wird kinderleicht.

Die Sklaverei und den Frust des emotionalen Essens werden Sie schon bald überwunden haben, wenn Sie dieses Buch weiterlesen. Sobald Sie die Situation richtig erkennen, werden Sie sich fragen, wie man Sie jemals hinters Licht führen konnte. Wie Millionen anderer Menschen auf der ganzen Welt sind Sie einer genialen Falle zum Opfer gefallen. Wenn Sie diese Falle durchschauen und nicht mehr an eine natürliche Suchtanfälligkeit glauben, öffnet sich der Weg in die Freiheit.

Selbst wenn Sie tatsächlich von Natur aus zur Sucht neigen würden, wäre das Aufhören mit Easyway unglaublich einfach – unabhängig von jeglicher Veranlagung.

Sie müssen nur aufgeschlossen bleiben und weiterhin sämtliche Anweisungen befolgen.

10. Süchtig werden

In diesem Kapitel

- Der Anfang der Gehirnwäsche
- Verbotene Früchte
- Deshalb machen wir weiter
- Zwei Monster
- Sich den Ängsten stellen
- Nicht nachgeben

Mittlerweile wissen Sie, dass Ihr Problem mit dem emotionalen Essen nicht auf einen genetischen Fehler oder eine Charakterschwäche zurückzuführen ist, sondern auf eine Kombination aus Mythen und Illusionen, die Ihre Sichtweise auf die Realität verzerrt. Nun sind Sie bereit, die Flucht anzugehen, indem Sie mit den Illusionen aufräumen. Fangen wir mit dem Grund an, aus dem Sie überhaupt süchtig geworden sind.

Im letzten Kapitel wurde erläutert, warum manche Menschen in die Falle des emotionalen Essens tappen und andere nicht. In Kapitel 5 habe ich die Leere beschrieben, die bei der Geburt entsteht und dazu führt, dass wir unsicher sind und Trost brauchen. Diese Leere will gefüllt werden.

Jeder Mensch empfindet diese Leere unterschiedlich stark, weil jeder in seiner Jugend unterschiedliche Erfahrungen macht. Bei manchen ist der Drang, sie zu füllen, größer als bei anderen. Das gilt besonders bei Teenagern, wenn die Hormone verrücktspielen, die Eltern nerven, der Druck in der Schule zunimmt und man sich immer deutlicher bewusst wird, welchen Platz man in der Gesellschaft einnimmt. In dieser schwierigen Übergangsphase neigen Jugendliche zu Desillusionierung und Unsicherheit und suchen nach etwas, an das sie sich klammern können. In dieser Zeit nehmen die meisten Süchte ihren Anfang.

DER ANFANG DER GEHIRNWÄSCHE

Die Sucht nach Junkfood allerdings beginnt gemeinhin schon viel früher. Im Gegensatz zu Rauchen, Trinken und Glücksspiel unterliegt Junkfood keiner gesetzlichen Altersbeschränkung. Von klein auf lernen wir, dass Chips, Schokolade, Kuchen und andere zuckerhaltige Naschereien als besonders köstlich gelten. Die Botschaft ist klar: »Das wird dich glücklich machen.« Eine solche Botschaft von den Menschen, denen man am allermeisten vertraut, wird natürlich für bare Münze genommen.

Eltern geben Kindern auch eine »Leckerei«, um sie aufzumuntern, wenn sie traurig sind. Auch diese Botschaft ist unmissverständlich: »Das wird dich trösten.«

Wir wachsen also in der Überzeugung auf, dass der Junk, mit dem man uns belohnt, für Genuss und Trost sorgt. Und möchte nicht jeder Genuss und Trost verspüren?

Natürlich gibt es viele Menschen, die in ihrer Kindheit das Gleiche erleben, aber kein Problem mit emotionalem Essen entwickeln. Sind sie anders als Sie? Oder sind diese Fliegen nur noch nicht auf der Kannenpflanze gelandet? Auch diese Leute sind der Gehirnwäsche ausgesetzt, die ihnen weismacht, dass Junkfood Genuss oder Trost verschafft, sie haben nur noch nicht das Bedürfnis danach verspürt. Sobald sie jedoch eine Krise erleben, die sie emotional erschüttert, oder wie Karen eine andere Sucht wie das Rauchen loswerden wollen, geraten auch sie in die Falle.

Viele Menschen entwickeln erst mit 30 oder 40 Jahren ein problematisches Essverhalten, manche sogar noch später. Diese Leute waren ein Leben lang davon überzeugt, dass Junkfood Genuss oder Trost verschaffen könnte, und sind nur deshalb nicht eher in die Falle geraten, weil das Verlangen bislang nicht so groß war, dass es die Oberhand über die bekannten Nachteile gewinnen konnte. In solchen Fällen kann ein einziges traumatisches Erlebnis den Ausschlag geben.

VERBOTENE FRÜCHTE

Es ist vollkommen verständlich, dass Sie sich aufmuntern wollen, wenn Sie traurig oder unsicher sind. Die große Frage lautet jedoch: Warum meinen wir, dass uns bekanntermaßen schädliche und allgemein unbefriedigende Dinge Genuss oder Trost verschaffen?

Als Kinder bekommen wir von unseren Eltern zur Belohnung Süßigkeiten, während wir gleichzeitig hören, wie schädlich diese sind. Von klein auf wissen wir nur zu gut, welche Folgen zuckerhaltige Nahrung für unsere Zähne und unsere Figur hat. Aber da wir sehen, wie unsere Eltern und andere verantwortungsbewusste Vorbilder diese Dinge genießen, glauben wir nicht recht daran, dass wir wirklich Schaden nehmen könnten.

Gleichzeitig erscheinen Dinge, vor denen man gewarnt wird, unweigerlich besonders verlockend. Beug dich nicht über das Geländer! Steck den Kopf nicht aus dem Fenster! ... Was macht man sofort, wenn die Eltern nicht hinsehen?

INDEM SIE UNS VOR JUNKFOOD WARNEN, BEWIRKEN UNSERE ELTERN, DASS ES UMSO VERLOCKENDER ERSCHEINT.

Hier zeigt sich erneut, wie sich der Intellekt über den Instinkt hinwegsetzen kann. Man hat Sie vor zu vielen Süßigkeiten gewarnt, während Ihnen gleichzeitig vermittelt wurde, dass diese Genuss und Trost bedeuten. Zudem sehen Sie, dass Ihre Vorbilder danach greifen, und gehen deshalb davon aus, dass die Warnungen übertrieben sein müssen.

»Mag sein, dass Süßigkeiten die Zähne faulen lassen, aber sie müssen schon toll schmecken, denn schließlich naschen trotzdem alle weiter.«

»Mag sein, dass zu viel Kuchen dick macht, aber er muss köstlich sein, sonst würde niemand dieses Risiko eingehen.«

Statt den Warnungen Glauben zu schenken, sucht Ihr Intellekt nach einer versteckten Botschaft: »Wenn alle trotz der Gefahren weitermachen, müssen diese Produkte richtig toll sein.«

SIE VERSPÜREN DEN WUNSCH, SÜCHTIG ZU WERDEN.

Die einfache Wahrheit, die uns niemand verrät, lautet nämlich, dass all diese Vorbilder Junkfood essen, weil sie ebenfalls der Gehirnwäsche ausgesetzt waren und sich nicht davon befreien können.

DESHALB MACHEN WIR WEITER

Sie haben angefangen, Junk zu essen, weil Sie dazu ermutigt wurden. Dafür ist keine genetische Veranlagung und auch keine Charakterschwäche verantwortlich. Die Gehirnwäsche hat Sie zu der Überzeugung verleitet, dass Junkfood Genuss oder Trost bedeutet.

Die nächste Frage lautet: Wenn Junkfood keinen echten Genuss oder Trost verschafft, warum essen Sie es dann trotzdem? Warum beherzigen Sie die Warnungen nicht und halten sich davon fern, wo Sie doch spüren, wie es Ihnen körperlich und psychisch schadet?

Die Kraft der Gehirnwäsche ist nicht zu unterschätzen.

Vielleicht verschafft das Essen nicht den erhofften Genuss oder Trost, aber das bedeutet noch lange nicht, dass Sie die Illusionen durchschauen. Denken Sie zurück an die Abbildung aus Kapitel 2: Von selbst hat Ihr Gehirn nicht entdeckt, dass die drei Männer gleich groß sind.

Genauso hat die Illusion, dass Junkfood Genuss oder Trost verschafft, weiterhin Bestand, selbst wenn Sie diesen Genuss nicht empfinden. Satt und zufrieden werden Sie nur, wenn Sie kein Junkfood essen, doch die Macht der Gehirnwäsche bewirkt, dass Sie mehr davon zu sich nehmen, wenn sich keine Befriedigung einstellt.

SIE ESSEN NUR DESHALB WEITER JUNKFOOD, WEIL SIE EIN UNMÖGLICHES ZIEL ERREICHEN WOLLEN.

Dieses Ziel ist die Befriedigung – der Genuss oder Trost, den Sie sich vom Essen erhoffen. Wer aus emotionalen Gründen isst, wird niemals richtig satt. Das ist nur möglich, wenn man seinen Hunger mit nährstoffreicher Nahrung stillt. Wer gesund isst, fühlt sich nach jeder Mahlzeit satt und zufrieden.

Dieses Ziel können Sie nur erreichen, wenn Sie kein Junkfood essen.

Welche Gefühle veranlassen Sie normalerweise dazu, Junkfood zu sich zu nehmen?

- Langeweile – »Dann habe ich etwas zu tun und bin abgelenkt.«
- Traurigkeit – »So kann ich vergessen, dass ich allein oder unglücklich bin.«

- Stress – »So kann ich abschalten und meine Sorgen ausblenden.«
- Gewohnheit – »Das gönne ich mir jeden Abend, wenn die Kinder im Bett sind.«
- Belohnung – »Das habe ich mir verdient, weil ich etwas geleistet habe.«

All das zeugt nicht von echtem Genuss. Sicherlich hatten Sie früher einmal ein Hobby, das Ihnen echte Freude bereitet hat. Stellen wir uns vor, Sie haben Tennis gespielt.

Wenn man Tennis liebt, würde man am liebsten jeden Tag spielen. Man wartet dann nicht, bis man gelangweilt, traurig oder gestresst ist. Man würde für ein Tennisspiel alles stehen und liegen lassen und hat nicht das Gefühl, sich das Spiel »verdienen« zu müssen. Man betreibt den Sport, weil er ein echter Genuss ist.

Wenn Sie demnächst den Drang verspüren, sich mit Junkfood zu belohnen oder zu trösten, horchen Sie genau in sich hinein. Versprechen Sie sich davon wirklich Genuss oder Trost, oder drängt Sie nicht vielmehr irgendetwas in Ihrem Inneren dazu, sodass Sie sich unwohl fühlen, wenn Sie darauf verzichten? Stellen Sie die Illusion auf die Probe. Gelingt es Ihnen, sie zu durchschauen?

ZWEI MONSTER

Wenn von Süchtigen die Rede ist, denkt man unweigerlich an abgerissene Junkies. Selbst die meisten Raucher sehen sich nicht als süchtig, bis sie verstehen, in welcher

Art von Falle sie stecken. »Süchtig« ist ein hässliches Wort, das niemand gerne hört, deshalb reden wir stattdessen von Rauchern, Spielern, Trinkern oder Menschen mit Essstörung.

Allerdings wird immer deutlicher, dass all diese Verhaltensweisen durch eine Sucht ausgelöst werden. Ob Sucht nach Substanzen wie Nikotin, Alkohol oder Zucker oder Verhaltenssüchte wie Glücks- und Computerspielsucht, man verliert genau wie bei Heroin und anderen harten Drogen die Kontrolle über das Gehirn und erlebt sowohl körperliche als auch psychische Auswirkungen.

Die körperlichen Auswirkungen bezeichne ich als kleines Monster. Es ist so klein, dass man es kaum wahrnimmt, und zeigt sich in einem Gefühl der Unruhe und Leere, wie ein leichter Juckreiz. Das kleine Monster ist entstanden, als Sie zum ersten Mal Junkfood aßen. Es ernährt sich von schlechtem Zucker, und wenn ihm seine Dosis vorenthalten wird, beschwert es sich. Das Gefühl ist sehr schwach, aber gefährlich, weil es ein anderes Monster weckt.

Dieses zweite Monster ist kein körperliches, sondern ein psychisches Phänomen. Ich bezeichne es als großes Monster, und es entsteht durch die allgegenwärtige Gehirnwäsche. Das große Monster deutet das Jammern des kleinen Monsters als Verlangen nach Junkfood. Somit versuchen Sie, das Verlangen mit genau der Sache zu stillen, die das Verlangen überhaupt erst ausgelöst hat.

Immer, wenn Sie Junkfood essen, beruhigt sich das kleine Monster, sodass die Illusion entsteht, dass Sie sich dadurch besser fühlen. Dabei hat das Junkfood lediglich das Gefühl der Unruhe ein wenig gelindert. Bevor Sie das kleine Monster erschaffen haben, waren Sie vielleicht hin und wieder etwas unruhig und nervös, aber nicht ständig. Sie fühlten sich auch ohne Stimulanzien ganz normal. Jetzt jedoch brauchen Sie diese wieder und wieder, weil es Ihnen sonst schlecht geht.

Der Teufelskreis der Sucht bewirkt allerdings, dass Sie sich nie wieder so fühlen wie vor Ihrer Sucht. Mit jeder »Dosis«, die Sie sich verabreichen, steigt Ihre Toleranz.

Folglich brauchen Sie bei jedem Konsum von Junkfood immer mehr, um das gleiche Hochgefühl zu erleben, und stürzen danach immer tiefer ab. Je länger Sie versuchen, das kleine Monster mit Junkfood zu befriedigen, desto schlechter wird Ihre Stimmung und desto unfreier fühlen Sie sich.

Deshalb kann emotionales Essen niemals satt und zufrieden machen.

GEDANKENLOSES ESSEN

Haben Sie schon einmal eine Pralinenschachtel geöffnet, um sich nur eine einzige zu gönnen, und mussten zehn Minuten später feststellen, dass Sie den gesamten Inhalt vertilgt haben? Wieso verhalten wir uns so? Wir erleben keinen Genuss. Wenn eine Praline himmlisch schmeckt, liegt der logische Schluss nahe, dass eine ganze Schachtel ein geradezu überwältigender Genuss sein müsste. In Wirklichkeit ist es jedoch ganz anders, oder? Körperlich fühlt man sich leer und schlecht, emotional dagegen unzufrieden, von sich selbst angewidert und schrecklich hilflos.

Je mehr man isst, desto weniger genießt man die Pralinen. Es geht nur noch darum, sich so schnell wie möglich vollzustopfen. Aufhören kann man erst, wenn die Schachtel leer ist. Sie essen die Pralinen ganz sicher nicht wegen des Geschmacks, sondern weil Sie das kleine Monster zufriedenstellen wollen.

Dabei gibt es keinen Genuss. Da Sie keine Befriedigung empfinden, greifen Sie zur nächsten Praline, und zur nächsten und übernächsten, und je länger die Befriedigung auf sich warten lässt, desto hektischer wird das Essen. Wie ein Hund, der seinem eigenen Schwanz nachjagt, versuchen Sie vergeblich, etwas Unerreichbares zu erreichen.

Das Loch, in das Sie fallen, wenn der Entzug einsetzt (das kleine Monster), wird schlimmer, weil sich gleichzeitig das psychische Verlangen (das große Monster) regt, und je tiefer Sie in die Falle geraten, desto deutlicher wird Ihnen Ihre Zwangslage – folglich geht es Ihnen noch schlechter. Dieses dreifache Tief entwickelt sich zu Ihrem neuen Normalzustand.

Im Gegensatz zum kleinen Monster kann das große Monster tatsächlich unglücklich machen. Wenn es geweckt wird, entsteht die Illusion von Verzicht, sodass Ihnen einfällt, dass Junkfood angeblich Genuss und Trost verschafft. Diese Fehlinformationen veranlassen Sie dazu, sich die nächste »Dosis« zu verschaffen.

Der einzige »Genuss«, den Sie dabei erleben, ist eine

leichte Linderung der Entzugserscheinungen und das Gefühl, sämtliche Selbstkontrolle aufzugeben. Das kleine Monster wird also kurzzeitig zum Schweigen gebracht, doch Sie wissen genau, dass es lauter schreien wird als zuvor, wenn es wieder geweckt wird. Und der Einfluss des großen Monsters ist dann stärker denn je. Das ist der Kreislauf der Sucht, der Sie in der Falle hält, obwohl Sie wissen, dass Ihre Droge Ihnen weder Genuss noch Trost verschafft.

AUF DIE NÄCHSTE DOSIS FIXIERT

Vielleicht kennen Sie den Begriff »fixen« im Zusammenhang mit harten Drogen – im Englischen bezeichnet man jede Dosis eines Suchtmittels als »Fix«. Gleichzeitig bedeutet das englische Wort »to fix« auch »reparieren«. Allerdings lässt sich mit einem »Fix« nichts reparieren oder beheben. Suchtmittel bieten niemals einen Vorteil oder einen Genuss. Sie verschaffen lediglich etwas Erleichterung, als würde man zu enge Schuhe abstreifen.

SICH DEN ÄNGSTEN STELLEN

Alle Menschen, die aus emotionalen Gründen essen, würden sich liebend gerne gesund ernähren, haben jedoch Angst, ihren kleinen Genuss oder Trost »aufzugeben«. Dieser Konflikt bewirkt, dass sie sich hilflos und dumm vorkommen. Warum bekommen sie die Situation nicht in den Griff und können sich nicht beherrschen?

Leider reagieren Süchtige auf diese missliche Lage meist damit, dass sie den Kopf in den Sand stecken und so tun, als gäbe es überhaupt kein Problem.

Sie gestehen sich nicht ein, wie es um sie steht, reagieren wütend und ablehnend, wenn es jemand wagt, sie auf das Problem hinzuweisen, und tun so, als würden sie sich lediglich ein harmloses Vergnügen gönnen. Solange Sie den Kopf im Sand behalten, können Sie die Illusionen nicht durchschauen und bleiben in der Falle, während es Ihnen immer schlechter geht, wenn Sie der Versuchung nachgeben.

Die schöne Wahrheit lautet jedoch, dass Sie sich jederzeit wie gesunde Esser fühlen können. Sie müssen lediglich den Konsum von Junkfood einstellen. Das ist ganz einfach, sofern Sie die Falle, in der Sie sich befinden, richtig verstehen und sich mit der richtigen Methode daraus befreien.

Sie haben bereits einen großen Schritt getan, denn Sie verleugnen Ihr Problem nicht mehr, sondern gestehen es sich ein. Deshalb lesen Sie dieses Buch. Jetzt müssen Sie nur noch das große Monster töten. Sobald das große Monster erledigt ist, können Sie das kleine Monster mühelos aushungern, sodass es sehr schnell und schmerzlos stirbt.

Das große Monster wird getötet, wenn Sie mit den Illusionen aufräumen, die das Verlangen nach Junkfood wecken. Machen Sie sich klar, wie und durch wen diese Illusionen entstanden sind. Ihre Eltern, Ihr Freundeskreis und alle anderen Vorbilder, die Ihnen kommuniziert haben, dass Junkfood Genuss oder Trost bedeutet, sind der gleichen Gehirnwäsche ausgesetzt. Die Werbeunternehmen, die diese Botschaft vermitteln, haben großes Interesse daran, dass Sie süchtig bleiben. Diesen Gefallen sollten Sie ihnen nicht tun. Sie haben das Recht, glücklich zu sein, und diese Unternehmen legen Ihnen Steine in den Weg.

NICHT NACHGEBEN

Sie sind in der Falle gelandet, weil die Gehirnwäsche Ihnen eine Illusion von Genuss vorgegaukelt hat. Jetzt, da Sie das Prinzip der Falle durchschaut haben, können Sie erkennen, dass Junkfood kein echtes Vergnügen verschafft, sondern nur eine Illusion, die Sie in eine Abwärtsspirale des Elends führt. Sie verstehen, dass Junkfood die Leere nicht füllt, sondern entstehen lässt und noch größer macht. Ihr Gehirn räumt mit den Illusionen auf.

SIE SIND BEREITS DABEI, DAS GROSSE MONSTER ZU TÖTEN.

Nun müssen wir dafür sorgen, dass Sie nicht vom Weg abkommen. Nach wie vor gibt es einiges, das Ihren Fluchtplan durchkreuzen könnte. Vielleicht glauben Sie tief in Ihrem Inneren immer noch, dass Junkfood Ihnen in gewisser Weise Genuss oder Trost verschafft.

Vielleicht gehen Sie davon aus, dass ein Leben ohne

Junkfood Verzicht bedeutet. Derart falsche Vorstellungen werden von verschiedenen Seiten vermittelt, und manche meinen es durchaus gut. Deshalb beachten Sie bitte die nächste Anweisung:

FÜNFTE ANWEISUNG:
IGNORIEREN SIE SÄMTLICHE RATSCHLÄGE UND EINFLÜSSE, DIE EASYWAY WIDERSPRECHEN!

Die einfache Wahrheit lautet, dass Sie nichts »aufgeben«. Sie befreien sich aus einer Falle, in der Sie sich erbärmlich und jämmerlich versklavt fühlen. Freuen Sie sich! Das große Monster liegt bereits im Sterben, und schon bald werden Sie auch das kleine Monster töten.

11. BEWUSST ESSEN

In diesem Kapitel

- Deshalb essen Sie
- Auftanken
- Exzessives Essen
- Austern als Beweis
- Eine wohlüberlegte Entscheidung

Die Gehirnwäsche hat dazu geführt, dass Ihr Verhältnis zu Nahrungsmitteln nicht gesund ist, weder für den Körper noch für den Geist. Allerdings können Sie die Gehirnwäsche sehr schnell rückgängig machen und wieder eine gesunde Beziehung zu Lebensmitteln entwickeln, indem Sie gegen das große Monster angehen und die Überzeugungen hinterfragen, die Sie in die Falle geführt haben.

Haben Sie sich schon einmal gefragt, warum Sie überhaupt essen? Damit meine ich nicht Ihr ganz persönliches Essverhalten, sondern warum Sie das überhaupt tun. Die offensichtliche Antwort lautet, dass Sie andernfalls verhungern würden. Aber wollen Sie sich wirklich jedes Mal vor dem Hungertod retten, wenn Sie etwas zu sich nehmen?

Wie oft sagen wir »Ich sterbe vor Hunger!«, obwohl wir nur ein leichtes Hungergefühl verspüren? Lebensbedrohlichen Hunger dürften nur die wenigsten von uns je erlebt haben.

Stellen Sie sich die Frage nach dem Warum, wenn Sie sich demnächst mitten am Nachmittag einen Snack kaufen. Vielleicht kommen Sie zu dem Schluss, dass das eben eine Angewohnheit oder Routine ist, oder vielleicht hat Sie der Duft verlockt, oder Sie haben einfach Appetit. Sie gehen davon aus, dass der Snack Ihnen Genuss verschaffen wird.

TATSACHE IST, DASS WIR NICHT DARAUF ACHTEN, WARUM WIR ÜBERHAUPT ESSEN.

Gewohnheit, Langeweile, Unruhe, Stress und Angst sind die häufigsten Auslöser für emotionales Essen. Mit der Vermeidung des Hungertods haben sie nichts zu tun. Wir essen, um die Leere zu füllen und uns von anderen Problemen abzulenken. Bei Schwierigkeiten in der Arbeit greifen Sie nach der Keksdose. Das lenkt Sie kurzfristig von Ihrer Anspannung ab, doch wenn Sie aufgegessen haben, ist das Problem leider nicht verschwunden. Ein Keks nimmt Ihnen Ihre Sorgen nicht ab, aber solange Sie ihn als Trost sehen, werden Sie jedes Mal Verlangen danach verspüren, wenn Sie nicht weiterwissen.

Oft ist vom sogenannten »Zuckertief« am Nachmittag die Rede, das als Ausrede herhalten muss, wenn man zu Keksen, Schokolade oder Kuchen greift. In den meisten Fällen wird dieses Tief jedoch durch die Sucht nach schlechtem Zucker und dessen katastrophale Wirkung auf den Blutzuckerspiegel ausgelöst. Wenn Sie die Sucht überwinden, verschwindet auch das nachmittägliche Zuckertief. Falls Ihre Energie am späten Nachmittag tatsächlich nachlässt, gibt es viele Möglichkeiten, wieder Schwung zu bekommen und sich mit hervorragenden Nährstoffen zu versorgen, bei denen keinerlei Suchtgefahr besteht.

In vielen Fällen entsteht das Verlangen nach einem Snack nicht durch den Bedarf an Nährstoffen, sondern durch Langeweile. Das ist typisches Suchtverhalten und sollte unbedingt vermieden werden.

Sie können sich am Nachmittag auf unterschiedlichste Weise aufmuntern, Nahrung ist dazu nicht geeignet. Ein kleiner Plausch am Wasserspender, ein kurzer Austausch mit einer Kollegin, ein paar Minuten, in denen Sie gezielt abschalten – all das verschafft Ihnen echten Genuss und echte Vorteile.

Wie kommt man auf die Idee, dass ein Problem, das gar nichts mit Hunger zu tun hat, durch Essen gelöst werden kann?

Ein Grund liegt darin, dass uns Junkfood so verkauft wird. Muntern Sie sich mit einem Schokoriegel auf. Trösten Sie sich mit Kuchen. Verschönern Sie sich das Fernseherlebnis mit salzigen oder süßen Snacks. Die falsche Überzeugung, dass Junkfood Genuss oder Trost spendet (das große Monster), sorgt dafür, dass wir es essen, ob wir hungrig sind oder nicht.

Der andere Grund ist der Kreislauf der Sucht. Die Entzugserscheinungen, die nach der letzten Dosis aufgetreten sind, verstärken Ihr Angstgefühl. Wenn Sie mehr Junkfood essen, lassen diese Entzugserscheinungen ein wenig nach, sodass Sie den Eindruck gewinnen, das Essen hätte die Angst gelindert.

AUFTANKEN

Ist die Vermeidung des Hungertods also wirklich der einzige Grund, aus dem wir essen? Wäre das nicht so, als würde man ein Auto betanken, damit es nicht zu Schrott wird? Wir betanken unsere Fahrzeuge, damit sie uns transportieren, und genauso verhält es sich mit Ihrem Körper. Nahrung ist der Treibstoff, den Ihr Körper braucht, um aktiv und energiegeladen zu bleiben.

Bitte führen Sie sich vor Augen, wie Sie Ihr Auto betanken. Gehen Sie nach einem bestimmten Schema vor und füllen Sie jeden Tag oder jede Woche zur gleichen Zeit die gleiche Menge nach? Wenn Sie jede Woche in etwa die gleiche Strecke zurücklegen, wissen Sie vielleicht, welche Menge Benzin Sie dafür benötigen. Aber was, wenn Sie den Wagen eine Woche lang nicht bewegen? Würden Sie dann trotzdem die übliche Menge tanken?

Was dann passieren würde, ist sonnenklar. Das Benzin würde irgendwann überlaufen. Niemand würde sein Auto so betanken, doch genau das tun wir unserem Körper an. Wir haben ein festes Schema, essen Tag für Tag ungefähr zur gleichen Zeit ungefähr die gleiche Menge, unabhängig davon, wie viel wir gearbeitet haben und wie hungrig wir sind.

Ich erwarte nicht, dass Sie jede Mahlzeit unter rein funktionalen Gesichtspunkten betrachten, doch Sie müssen sich unbedingt klarmachen, welchen Zweck die Nahrungsaufnahme eigentlich erfüllt.

WIR ESSEN, UM UNS MIT TREIBSTOFF ZU VERSORGEN UND LEISTUNGSFÄHIG ZU BLEIBEN.

Wenn wir aus anderen Gründen essen, gibt es keinen körperlichen Genuss. Der einzige »Genuss« ist dann psychisch – die Befriedigung des großen Monsters.

EXZESSIVES ESSEN

Nach einem festen Schema zu essen ist in etwa so sinnlos, als würde man jeden Dienstag und Samstag 30 Liter Benzin in den Tank füllen, unabhängig davon, wie viel man gefahren ist. Die Entfernung, die wir zurücklegen, entscheidet darüber, wie viel Kraftstoff wir nachfüllen müssen, nicht umgekehrt. Und wenn wir das Auto eine Woche lang nicht bewegen, müssen wir auch nicht tanken.

Genauso ernähren sich wild lebende Tiere. Das Eichhörnchen weiß genau, wann es nicht mehr weiterfressen, sondern Nüsse für später horten sollte. Sobald es so viele gegessen hat, wie sein Körper braucht, hört es auf. Der Mensch ist von Natur aus genauso eingerichtet, doch wir haben uns so weit von diesem natürlichen Mechanismus entfremdet, dass wir stur die 30 Liter in den Tank füllen, obwohl er bereits voll ist.

WIR LASSEN ZU, DASS SICH DER INTELLEKT ÜBER UNSERE INSTINKTE HINWEGSETZT.

Genau wie beim Auto sorgt das Zuviel an Kraftstoff für Probleme. Beim Tanken würde sich das Benzin aus dem Einfüllstutzen über den Tankstellenboden ergießen. Aber stellen Sie sich nur vor, es würde sich im Fußraum und unter dem Rücksitz ansammeln! Genau das geschieht nämlich mit uns Menschen. Die überschüssige Menge bleibt im Körper und wird als Fett gespeichert.

Jeden Tag die gleiche Menge Nahrung zu essen ist nur dann sinnvoll, wenn Sie tagtäglich die gleiche Menge Energie brauchen. Das ist jedoch äußerst unwahrscheinlich. An manchen Tagen arbeiten Sie sehr hart und verbrauchen sehr viel Energie, während Sie an freien Tagen vielleicht untätig im Garten sitzen. Wenn Sie gesunde, nährstoffreiche Nahrung essen, arbeiten Körper und Gehirn so zusammen, dass Sie automatisch die richtige Menge essen. Probleme mit übermäßiger Nahrungsaufnahme gibt es dann nicht.

Damit Sie nicht zu viel zu sich nehmen, müssen Sie beim Essen genauso flexibel sein wie beim Tanken. Wild lebende Tiere machen sich keine Gedanken über ihr Gewicht oder darüber, wie sie die Nahrung, die sie sich einverleibt haben, wieder loswerden sollen. Sie kümmern sich lediglich darum, genug von ihrer Lieblingsnahrung zu finden. Vielleicht meinen Sie, dass das auch auf Sie zutrifft. Genau das ist doch Ihr Problem, oder? Nichts ist Ihnen wichtiger, als Ihre Lieblingsnahrung zu bekommen. Wo also liegt der Unterschied?

AUSTERN ALS BEWEIS

Der Unterschied liegt darin, dass Sie einer Gehirnwäsche ausgesetzt waren und wild lebende Tiere nicht. Wir meinen, dass wir wild lebenden Tieren überlegen sind, doch wenn es um die Auswahl der Lieblingsnahrung geht, geht die Tierwelt weitaus umsichtiger vor als wir selbst.

Tiere sind in Bezug auf ihre Nahrung sehr wählerisch. Der Mensch dagegen unterscheidet zumeist lediglich zwischen essbar und giftig, und da er weiß, dass Gift schädlich ist, geht er im Umkehrschluss davon aus, dass alles Essbare nicht schadet. Sie müssen sich unbedingt klarmachen, dass nicht alle Nahrungsmittel für Ihren Körper geeignet sind.

Wenn Sie den Lebensmittelherstellern nicht trauen können, wie sollen Sie dann erkennen, welche Nahrungsmittel gut für Sie sind und welche nicht? Nun, den wild lebenden Tieren gelingt das, obwohl sie weitaus weniger intelligent sind als wir Menschen.

Ein Tier braucht nur seine Sinne, um seine Nahrung zu finden und sicherzustellen, dass es nichts Schädliches zu sich nimmt.

Es nähert sich jeder Nahrung sehr vorsichtig, mustert sie genau, beschnuppert sie, betastet sie und leckt daran, bevor es einen Bissen probiert. So wird die Nahrung mit allen Sinnen geprüft, bevor das Tier sie hinunterschluckt.

Das ist ein geniales System und funktioniert einwandfrei. Aber warum versagt es bei uns Menschen? Wenn Mutter Natur wild lebenden Tieren diese Fähigkeiten gegeben hat, warum lässt sie dann zu, dass so viele Dinge, die nicht gut für uns sind, wie Cremetörtchen, Schokoriegel, Pommes und Chips, so verlockend erscheinen? Warum gilt bei uns Menschen nicht die gleiche Logik, dass alles, was uns schadet, schlecht schmeckt, während alles Gute lecker ist?

Es mag Sie überraschen, aber Mutter Natur hat uns mit den gleichen Fähigkeiten ausgestattet.

Die Sinne sind so ausgefeilt und arbeiten so ausgeklügelt zusammen, dass Tiere keinen Intellekt brauchen, um zu erkennen, ob etwas schlecht für sie ist. Sie müssen sich lediglich auf ihre Sinne verlassen.

Wir dagegen richten uns nach Mindesthaltbarkeitsdaten, um zu ermitteln, ob Nahrung gut oder schlecht ist. Wild lebende Tiere benötigen dies nicht, da der Verwesungsprozess eigene Signale an die Sinne schickt. Wenn natürliche Nahrung verdirbt, verändert sie ihr Aussehen, ihren Geruch und ihre Konsistenz, sodass sie auf die Sinne nicht mehr verlockend, sondern abstoßend wirkt.

So ist es zum Beispiel bei einem Apfel. Die glänzende, straffe Schale wird braun und ist mit Schimmelpunkten übersät, der köstlich-süße Duft wird beißend und durchdringend, das knackige Fruchtfleisch weich und matschig. Der Apfel schmeckt auch schlecht, aber das müssen Sie nicht mehr überprüfen, denn Ihre anderen Sinne haben Sie bereits gewarnt.

Doch das Warnsystem geht noch weiter. Wenn Sie doch einmal etwas Giftiges verzehren, melden sich die Warnleuchten. Ihnen wird schlecht. Vermutlich bekommen Sie Durchfall. Ihr Verdauungssystem bemüht sich nach

Kräften, das Gift wieder von sich zu geben. Vielleicht stellen sich auch Kopfschmerzen oder Fieber ein. Meist verkennen wir, dass es sich bei diesen Symptomen um Warnhinweise für ein tiefergehendes Problem handelt, und bekämpfen sie mit Schmerzmitteln oder anderen Medikamenten, die unsere Körpertemperatur senken. Dabei zeigt Fieber nur, dass die Abwehrkräfte des Körpers aktiviert wurden. Wenn Sie ständig Verdauungsmittel einnehmen, missachten Sie die Warnung, dass Sie Ihren Körper vergiften.

Sie wissen mittlerweile, dass Ihre Entscheidung für bestimmte Lebensmittel stark durch die Gehirnwäsche geprägt ist. Ihrem Intellekt wurde durch den dauernden Beschuss mit Fehlinformationen weisgemacht, dass Junkfood Genuss und Trost verschafft, und man hat Sie darauf konditioniert, dem Intellekt mehr zu trauen als dem Instinkt.

Was halten Sie von Austern? Daran scheiden sich die Geister. Viele Menschen finden sie schlichtweg ekelhaft, ohne jemals eine Auster probiert zu haben. Sie erkennen beim bloßen Anblick, dass sie ihnen nicht schmecken wird. Andere probieren zwar, sind von Beschaffenheit, Geruch und Geschmack aber angewidert. Früher einmal waren Austern billige Nahrung für arme Leute, die sich nichts Besseres leisten konnten, doch mittlerweile werden sie als Delikatesse verkauft. Aber wenn man Austernliebhaber fragt, ob ihnen diese beim ersten Probieren geschmeckt haben, werden die meisten zugeben, dass sie die Muscheln genauso widerlich fanden, wie sie aussehen. Sie mussten sich mit Mühe über ihre Instinkte hinwegsetzen, damit sie daran Genuss empfinden konnten.

Warum tut man sich so etwas freiwillig an? Weil man intellektuell davon überzeugt wurde, dass Austern eine Köstlichkeit sind, sobald man die ursprüngliche Abneigung überwunden hat.

Wer raucht und trinkt, erlebt anfänglich die gleiche Abneigung. Man muss sich zwingen, erneut zu rauchen oder zu trinken, bis die Sinne schließlich immun geworden sind. So unterdrücken wir unsere Instinkte, damit unser Intellekt die Oberhand gewinnt. Sobald Sie die Gehirnwäsche beseitigt haben, ist die Wahrheit sonnenklar:

DIE NAHRUNG, DIE IHNEN AM BESTEN SCHMECKT,
IST BESONDERS GUT FÜR SIE.

EINE WOHLÜBERLEGTE ENTSCHEIDUNG

Wir alle verfügen über die Hilfsmittel, die wir brauchen, um unsere Lieblingsnahrung zu finden, doch diese Mittel setzen wir nur selten ein. Kurz gesagt: Wir achten nicht weiter darauf, was wir essen. Wir hinterfragen nicht, warum wir überhaupt essen und ob es uns schmeckt. Wir ernähren uns wie gedankenlose Autobesitzer, die den Tank einfach befüllen, ohne sich zu vergewissern, ob es der richtige Treibstoff ist und ob überhaupt getankt werden muss.

Sie wissen ja, dass viele Personen großes Interesse daran haben, dass Sie süchtig nach Junkfood bleiben, und sich keinen Deut um die emotionalen Schäden scheren, die es anrichtet. Allerdings können Sie der Falle sehr leicht entkommen, indem Sie darauf achten, was Sie zu sich nehmen, und hinterfragen, wie Ihre Nahrung auf Sie wirkt. Ihre Sinne sind nicht verschwunden, sie wurden lediglich ins Abseits gedrängt. Sie werden staunen, wie schnell sie wieder aktiv werden, wenn Sie ihnen erneut Beachtung schenken.

Und wenn Sie auf Ihre Sinne hören, werden Sie auch die Gehirnwäsche sehr schnell rückgängig machen. Bislang haben Sie in Sachen Nahrung kaum freie Entscheidungen getroffen, weil die Gehirnwäsche Sie dazu verleitet hat, das zu essen, was die Junkfood-Vermarkter erwarten. Wenn Ihre Sinne wieder ins Spiel kommen, können Sie wohlüberlegt entscheiden, was Ihre Lieblingsnahrung ist – Ihr körpereigenes Erkennungssystem hilft Ihnen dabei.

Indem Sie auf Ihre Sinne achten, sorgen Sie dafür, dass Sie den richtigen Treibstoff in Ihren Tank füllen. Im nächsten Kapitel werden wir auf die natürliche Kraftstoffanzeige eingehen, die Ihnen zeigt, wann Sie nachfüllen müssen und wann es genug ist.

12. Hunger

In diesem Kapitel

- Der Zusammenhang zwischen Hunger und Geschmack
- So lesen Sie die natürliche Kraftstoffanzeige
- Der richtige Zeitpunkt zum Aufhören
- Echter und falscher Hunger
- Easyway ist keine Diät

Unser körpereigenes Erkennungssystem verrät uns nicht nur, was wir essen sollten, sondern auch den richtigen Zeitpunkt. So, wie in jedem Auto eine Tankanzeige eingebaut ist, hat Mutter Natur uns mit unserer ganz persönlichen Kraftstoffanzeige ausgestattet. Hunger verrät wild lebenden Tieren, wann sie Futter brauchen. Und Hunger ist der einzig wahre Grund für Nahrungsaufnahme.

Mutter Natur hat uns nicht nur mit einem Gefühl versehen, das uns zeigt, wann wir essen müssen, sondern auch mit dem Drang, dieses Gefühl wieder abzustellen. Wir Menschen neigen zur Übertreibung. Statt »Ich bin hungrig« sagt man häufig »Ich sterbe vor Hunger« oder »Ich bin halb verhungert«. Wer jemals vom Hungertod bedroht war, würde sich sicherlich nicht so ausdrücken.

Echtes Hungern ist eine schlimme Qual. Das, was wir als Hunger bezeichnen, ist das genaue Gegenteil. Wenn wir hungrig sind, schmeckt das Essen umso besser.

Den Hunger zu stillen gehört zu den größten Genüssen im Leben, und sofern Sie sich an Ihre natürliche Anleitung halten und meine Anweisungen befolgen, können Sie diesen Genuss künftig für den Rest Ihres Lebens jeden Tag mehrmals erleben.

DER ZUSAMMENHANG ZWISCHEN HUNGER UND GESCHMACK

Was geschieht, wenn Sie nicht sofort essen können, sobald Sie Hunger verspüren? Wie unerträglich wird das Gefühl? Vielleicht knurrt Ihnen in diesem Fall der Magen, aber besonders qualvoll ist das nicht, oder? Falls Sie überhaupt darunter leiden, dann höchstens psychisch. Nur wenn Sie sich noch dazu einreden, dass Sie ein großes Opfer bringen, fühlen Sie sich schlecht und betrachten Hunger als fürchterliche Qual.

Deshalb sind Diäten eine solche Tortur und führen letztendlich nie zum Erfolg. Da Sie von Anfang an Verzicht üben müssen, verschärft sich dieses Gefühl immer dann, wenn Sie Hunger verspüren, sodass Sie sich noch schlechter fühlen. Mit dieser Einstellung ist es schier unmöglich, eine positive Veränderung zu bewirken.

Sie können das Hungergefühl positiv nutzen, indem Sie es anders deuten: nicht als etwas Schlimmes, das man sofort abstellen muss, sondern als Voraussetzung für den

Genuss beim Essen, der immer größer wird, je länger Sie den Hunger ertragen.

In Frankreich sagt man vor dem Essen »bon appétit«. Das Land ist weltweit für seine Esskultur berühmt, der man dort viel Zeit widmet, denn in Frankreich ist bekannt: Je größer der Appetit, desto genussvoller die Mahlzeit. Dort weiß man um den direkten Zusammenhang zwischen Hunger und Geschmack.

Damit die Nahrung richtig schmeckt, muss man hungrig sein. Je hungriger man ist, desto besser sind die Geschmacksknospen dafür gerüstet, eine breite Palette an Nahrung zu genießen.

Sind Sie für die nächste Anweisung gerüstet?

SECHSTE ANWEISUNG: ESSEN SIE NUR, WENN SIE HUNGRIG SIND!

Der wahre Genuss beim Essen entsteht dadurch, dass man den Hunger stillt. Vielleicht sehen Sie darin einen Widerspruch zu meiner Behauptung aus Kapitel 2, dass Essen ein Genuss sein soll und wir dazu gemacht sind, unsere Nahrung zu genießen. Wenn wir das Essen nur genießen, weil es unseren Hunger stillt, ist das nicht genauso, als würde man absichtlich enge Schuhe tragen, weil es so schön ist, sie wieder abzustreifen?

An dieser Stelle möchte ich Sie daran erinnern, dass dieses Buch in erster Linie dafür sorgen möchte, dass Sie das Leben bestmöglich genießen, indem Sie Ihr Essproblem lösen. Auf keinen Fall soll es Ihnen noch schlechter gehen. Hunger ist nur dann schlimm, wenn Sie sich in der verzweifelten Lage befinden, keine Nahrung zu haben und Ihren Hunger nicht stillen zu können. Doch hier ist nicht von Verhungern die Rede, sondern von normalem Hunger – dem natürlichen Anzeichen dafür, dass Sie Kraftstoff nachfüllen müssen.

Enge Schuhe sind sehr unangenehm, Hunger dagegen nicht. Dennoch ist das Gefühl, den Hunger zu stillen, in jeder Hinsicht genauso angenehm, wie wenn man enge Schuhe endlich auszieht. So genial ist unser körpereigenes Erkennungssystem konzipiert. Wenn wir uns nach unseren Instinkten richten, verspüren wir keinerlei Qualen, sondern uneingeschränkten Genuss.

Genuss und Freude sind Teil des natürlichen Überlebensmechanismus. Somit ist Genuss nicht nur ein schöner Bonus, den wir uns sichern können, wenn wir genug Zeit oder Geld haben, sondern ein grundlegender Bestandteil unserer Existenz!

Wir alle wissen, wie Belohnungen funktionieren. Wenn ein Kind erwünschtes Verhalten zeigt, wird es von seinen Eltern mit einer Umarmung oder einer Leckerei belohnt, damit es das gute Verhalten künftig wiederholt. Wenn wir die richtige Nahrung zu uns nehmen, belohnt uns die Natur mit einem Gefühl von Genuss, damit wir in Zukunft erneut auf diese Nahrung setzen.

Wenn Sie merken, dass Sie das Leben nicht genießen, liegt das daran, dass Sie dieses natürliche Belohnungssystem aus dem Blick verloren haben und aufgrund einer Gehirnwäsche auf falsche Belohnungen setzen. Wenn Sie von nun an auf Ihre Sinne und Ihre natürliche Kraftstoffanzeige achten, können Sie wieder eine Verbindung zu Ihrem natürlichen Belohnungssystem herstellen und künftig deutlich zwischen echtem und falschem Genuss beim Essen unterscheiden.

SO LESEN SIE DIE NATÜRLICHE KRAFTSTOFFANZEIGE

Mit dem Hungergefühl zeigt uns die Natur, dass es Zeit zum Auftanken ist. Je länger Sie hungrig waren, desto besser wird es Ihnen anschließend schmecken und desto größeren Genuss bereitet das Essen. Trotzdem wollen Sie sich natürlich nicht mit Hunger quälen. Wann also sollten Sie Ihren Hunger stillen?

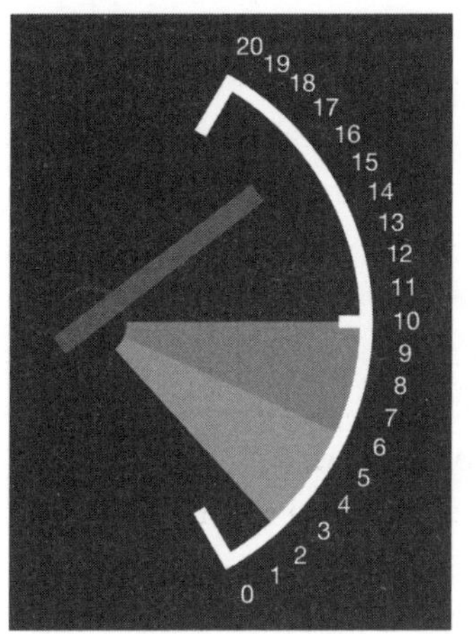

Um das zu beantworten, stellen Sie sich Hunger als Tankanzeige mit den Zahlen von 0 bis 20 vor – 0 bedeutet dabei leer und 20 komplett gefüllt. Auf dieser Anzeige ist 10 der Punkt, an dem der Hunger gestillt ist, der Bereich zwischen 7 und 10 ist leichter Hunger, und der Bereich zwischen 3 und 7 ist echter Hunger.

Erst wenn der Zeiger auf echten Hunger deutet, sollten Sie überlegen, was Sie essen könnten. Vielleicht regt sich schon ein erstes Hungergefühl, wenn der Zeiger zwischen 7 und 10 steht, doch dann sollten Sie mit dem Essen noch ein wenig warten, da Ihnen die Nahrung noch keinen echten Genuss bereiten wird. Der Hunger, den Sie in dieser Phase verspüren, ist weder schlimm noch unerträglich. Solange Sie durch andere Dinge abgelenkt sind, werden Sie das Hungergefühl vermutlich gar nicht richtig wahrnehmen.

Leichter Hunger kann sich wie echter Hunger anfühlen, wenn Sie Speisen riechen oder sehen. Wenn Sie leichten Hunger verspüren und Ihnen jemand von einem tollen Abendessen in einem Restaurant berichtet, empfinden Sie Ihren Hunger stärker, als er wirklich ist. Das ist eine mächtige Waffe der Lebensmittelwerbung, die genau weiß, dass Sie vermeintlichen Hunger verspüren und Appetit bekommen, wenn man Ihnen Nahrung zeigt.

Wichtig ist, dass Sie auf Ihren Hunger achten. Spüren Sie ihn. Genießen Sie ihn. Sie wissen ja, Hunger kündigt an, dass Sie bald einen großen Genuss erleben werden.

Wenn Sie auf Ihr Hungergefühl achten, werden Sie schnell ein gutes Gespür dafür entwickeln, wo sich der Zeiger jeweils befindet. Das ist ein entscheidender Schritt zur Lösung Ihres Problems mit dem emotionalen Essen. Bislang ist es für die Lebensmittelbranche ein Kinderspiel, Sie zu der Überzeugung zu verleiten, Sie müssten essen, obwohl das gar nicht der Fall ist. Jetzt jedoch können Sie das Heft in die Hand nehmen und selbst erkennen, wann Sie essen müssen und wann nicht.

Hunger ist das natürliche Signal, das uns dazu veranlasst, Nahrung zu finden, und je stärker er wird, desto mehr entwickelt er sich zum Impuls. Allerdings kündigt er sich mit reichlich Vorlaufzeit an, genau wie die Nadel der Tankanzeige im Auto ganz allmählich sinkt. Die Gehirnwäsche hat uns weisgemacht, Hunger signalisiere, wir müssten AUF DER STELLE essen! Die meisten von uns empfinden nur selten leichten oder richtigen Hunger, da wir nach einer bestimmten Routine oder aufgrund emotionaler Bedürfnisse essen. Wenn wir Hunger verspüren, deuten wir das als Zeichen dafür, dass der Tank leer ist, und geraten in Panik. »Oh, ich habe Hunger. Ich muss sofort etwas essen.« Wir denken, dass wir andernfalls Qualen leiden werden. Glauben Sie mir, bevor der Hunger qualvoll wird, haben Sie noch reichlich Zeit!

Es gibt keinen Grund, Hunger zu fürchten, und keinen Grund zur Panik. Sie können jederzeit essen, niemand verlangt von Ihnen, dass Sie Verzicht üben. Im Gegensatz zu wild lebenden Tieren müssen Sie nicht Ihr Leben riskieren, um Nahrung zu beschaffen. Sie müssen sich lediglich nach Ihrer natürlichen Kraftstoffanzeige richten, dann wird jede Nahrungsaufnahme zum Genuss.

DER RICHTIGE ZEITPUNKT ZUM AUFHÖREN

Wenn Sie sich beim Essen nach echtem Hunger richten, schmeckt alles besser. Das ist ein wunderbares Gefühl, so wunderbar, dass es Sie ablenken kann. Es kann dazu führen, dass Sie die Tankanzeige aus dem Blick verlieren, sollte aber nicht bewirken, dass Sie zu viel essen. Die Kraftstoffanzeige verrät Ihnen nicht nur, wann Sie essen sollten, sondern auch, wann Sie genug haben.

Wir haben ermittelt, dass der Bereich zwischen 3 und 7 auf der Anzeige echtem Hunger entspricht – dann sollten Sie etwas essen. Zwischen 7 und 10 verspüren Sie ein leichtes Hungergefühl – der Hunger ist oft kaum wahrnehmbar, und wer hier schon etwas isst, erlebt keinen richtigen Genuss. Bei 10 ist der Hunger gestillt – nun sollten Sie mit dem Essen aufhören.

Wenn Sie über die 10 hinaus weiteressen, verschafft Ihnen die Nahrung keinen Genuss mehr, sondern Sie fühlen sich unbehaglich. Wenn Sie erst aufhören, wenn die Anzeige auf 20 steht, werden Sie zum Platzen voll sein. Wenn Sie gesunde, nährstoffreiche Nahrung zu sich nehmen, ist es äußerst unwahrscheinlich, dass das passiert.

ESSEN SIE LANGSAM, DAMIT SIE NICHT ZU VIEL ESSEN

Wenn Sie allmählich ein Bewusstsein für Ihre Hungeranzeige entwickeln, werden Sie merken, dass es eine gewisse Zeit braucht, bis die Kraftstoffanzeige auf die Nahrungszufuhr reagiert. Wer zu schnell isst, läuft Gefahr, zu viel zu essen, weil die Kraftstoffanzeige noch nicht registriert hat, dass Sie eigentlich satt sind. Achten Sie darauf, langsam zu essen, damit Ihr Körper richtig wahrnimmt, dass er die erforderlichen Nährstoffe erhalten hat. In Frankreich zieht sich eine Mahlzeit oft über mehrere Stunden hin: So hat man Zeit, jeden Bissen richtig auszukosten, und kann sich beim Essen unterhalten. Diese Essweise hat sich als sehr gesund erwiesen.

Wenn wir weiteressen, obwohl der Hunger bereits gestillt ist, fühlen wir uns aufgebläht und nicht wohl in unserer Haut. Aber warum haben wir manchmal den Drang weiterzuessen, obwohl wir satt sind, wenn unsere natürliche Kraftstoffanzeige doch angeblich so ausgefeilt ist? Warum signalisiert sie uns nicht deutlich, wann wir genug haben?

Sie sendet uns tatsächlich ein solches Signal. Nur sind wir so konditioniert, dass wir nicht darauf achten. Da wir unablässig mit unklaren Botschaften zum Essen bombardiert werden, haben wir den Zugang zu unserer eigenen, natürlichen Kraftstoffanzeige verloren. Sobald Sie wieder auf Ihr Hungergefühl achten und lernen, es richtig zu beurteilen, werden Sie die Signale erkennen, die Ihnen zeigen, wann Sie essen und wann Sie damit aufhören sollten. Wenn Sie schlechten Zucker meiden, werden Sie außerdem nicht mehr zu viel essen. Übermäßiges Essen wird durch minderwertige Nahrung mit raffiniertem Zucker und industriell verarbeiteten, stärkehaltigen Kohlenhydraten gefördert.

Sobald Sie ausreichend Nährstoffe zu sich genommen haben, erkennt Ihre Kraftstoffanzeige »satt«. Dieses Signal stellt jedes Verlangen nach weiterer Nahrung ab. Wie das funktioniert, können Sie sich verdeutlichen, indem Sie ein Glas Wasser trinken. Ich garantiere Ihnen, das Verlangen nach mehr verschwindet, sobald Ihr Durst gelöscht ist, nicht erst dann, wenn der Magen randvoll ist.

Wasser ist der wichtigste Kraftstoff für Menschen, und wir spüren sehr deutlich, wann wir trinken müssen und wann wir damit aufhören sollten. Wird Wasser jedoch mit wertlosen Inhaltsstoffen wie Alkohol oder Zucker versetzt, verliert man den Kontakt zur körpereigenen Kraftstoffanzeige. Deshalb kann man bei einer Party große Mengen Alkohol trinken – das Verlangen nach Getränken wird dann nicht durch die Kraftstoffanzeige ausgelöst, sondern durch die Sucht nach Zucker oder Alkohol. Die Kraftstoffanzeige kann in diesem Fall keine Zufuhr von Nährstoffen registrieren.

Wenn Sie etwas essen, das nicht die Nährstoffe enthält, die Ihr Körper braucht, registriert die Anzeige diese Nahrung nicht, und Sie hören erst dann auf zu essen, wenn Sie im wahrsten Sinne des Wortes nicht mehr können. Viele Leute behaupten, sie könnten problemlos stundenlang Chips essen. Das liegt daran, dass Chips nicht satt machen. Ihre Kraftstoffanzeige verlangt weiter nach Nachschub, weil der Nährwert von Chips gegen null geht.

Wenn Sie regelmäßig Nahrung konsumieren, der die erforderlichen Nährstoffe fehlen, wird übermäßiges Essen zur Norm. Folgende Tatsache müssen Sie sich unbedingt gut einprägen:

NÄHRSTOFFARMES ESSEN FÜHRT DAZU,
DASS MAN ZU VIEL ISST.

Satt und zufrieden werden Sie nur, wenn Sie die richtige Nahrung zu sich nehmen. Und nur wenn Sie satt sind, merken Sie, wann Sie mit dem Essen aufhören sollten. Zunächst jedoch müssen Sie die Gehirnwäsche rückgängig machen, die Sie daran hindert, Ihre Lieblingsnahrung zu erkennen und zu merken, wann Sie genug gegessen haben.

Für die Nahrungsaufnahme gilt eine ganz einfache Grundregel: Essen Sie, wenn Sie Hunger haben, und hören Sie auf, wenn Sie satt sind. Wenn Sie sich an diese Regel halten, werden Sie feststellen, dass jede Mahlzeit genussvoller wird und Sie Nahrung nicht mehr mit emotionalen Bedürfnissen in Verbindung bringen.

ECHTER UND FALSCHER HUNGER

Wenn Sie künftig aufmerksam auf Ihr Hungergefühl achten, werden Sie feststellen, dass die Sucht nach Junkfood einen falschen Hunger entstehen lässt, der Sie zu der Annahme verleiten kann, Sie müssten nachtanken. Das kleine Monster – das körperliche Verlangen nach Ihrer Dosis Junkfood – ist ein sehr leichtes Gefühl der Leere, das schnell mit echtem Hunger verwechselt wird.

Sie wissen ja bereits, dass das kleine Monster nach mehr verlangt, wenn Ihr Körper den Entzug nach der letzten Dosis Junkfood erlebt. Je mehr Junkfood Sie essen, desto intensiver wird dieses Gefühl. Manche Menschen, die aus emotionalen Gründen essen, sind deshalb einem schier ununterbrochenen Verlangen ausgesetzt, sodass ihnen nur zwei Möglichkeiten bleiben: gegen die Verlockung ankämpfen und sich schlecht fühlen oder weiter Junkfood futtern … und sich schlecht fühlen.

Diesen falschen Hunger wird man nur los, wenn man kein Junkfood mehr isst. Bis Sie so weit sind, können Sie mit Hilfe einiger Fragen unterscheiden, ob Sie echten oder falschen Hunger verspüren.

Wie schnell ist der Hunger aufgetreten?
Falscher Hunger setzt sehr abrupt ein, während echter Hunger sich langsam anbahnt.

Wonach steht mir der Sinn?
Bei echtem Hunger verlangt der Körper nach Nahrung im Allgemeinen, während Sie bei falschem Hunger meist auf bestimmte Nahrungsmittel fixiert sind – süßes, salziges oder fettes Junkfood.

Wie hungrig bin ich wirklich?
Entspricht der Drang zum Essen dem körperlichen Hungergefühl? Falscher Hunger kann bewirken, dass Sie panisch nach Nahrung verlangen, obwohl Ihre Hungeranzeige noch deutlich über echtem Hunger (zwischen 3 und 7 auf der Anzeige) liegt. Wenn Ihr Kopf verlangt, dass Sie essen, aber Ihr Körper nur leichtes Verlangen verspürt, melden sich lediglich die beiden Monster.

EASYWAY IST KEINE DIÄT

Noch ein abschließendes Wort zur sechsten Anweisung: Sie dürfen diese keineswegs als Aufforderung zum Diäthalten verstehen. Ich möchte nicht, dass Sie Verzicht üben. Wenn Sie auf Ihre Sinne und Ihre natürliche Kraftstoffanzeige achten, können Sie so viel von Ihrer Lieblingsnahrung essen, wie Sie möchten. Die Schüsselworte lauten »wie Sie möchten«. Letztendlich ist das Verlangen nach Nahrung dafür verantwortlich, dass Sie essen.

Echtes Verlangen geht auf echten Hunger zurück und verschwindet, wenn Sie satt sind.

Ist es denn wirklich eine Einschränkung, wenn man mit dem Essen aufhört, sobald man satt ist? Warum sollten Sie auch weiteressen wollen? Verspüren Sie etwa gerne ein Völlegefühl und Gewissensbisse? Die sechste Anweisung wird Ihnen dabei helfen, die schöne Wahrheit wiederzuentdecken, für die Mutter Natur gesorgt hat:

ESSEN IST EIN GENUSS, ZU VIEL ESSEN IST EINE QUAL.

13. Ihre Lieblingsnahrung

In diesem Kapitel

- Das passiert, wenn Sie Junkfood essen
- Die unglaubliche Maschine
- Auf den Geschmack achten
- Die Würze des Lebens
- Die Junkfood-Toleranz

Wenn die Gehirnwäsche Sie zu der Überzeugung verleitet hat, dass Sie Nahrungsmittel ohne Nährwert bevorzugen, bedeutet das dann im Umkehrschluss, dass auch Ihre vermeintliche Lieblingsnahrung nur eine Illusion ist? Und wenn ja, gibt es wohlschmeckendere Nahrung, die Sie aufgrund der Gehirnwäsche nicht erkennen?

In Kapitel 7 sind wir auf die beiden Ängste eingegangen, die Sie in der Falle gefangen halten: die Angst vor dem Versagen, die Süchtige davon abhält, einen Aufhörversuch zu starten, und die Angst vor dem Erfolg, die ihnen einredet, dass sie eigentlich gar nicht aufhören wollen.

Bei Menschen, die aus emotionalen Gründen essen, beruht die Angst vor dem Erfolg auf der falschen Überzeugung, dass sie sich ohne die Sucht nach Nahrungsmitteln, die ihnen ganz offensichtlich nicht guttun, schlecht fühlen werden – sogar noch schlechter als mit dieser Sucht. Das würde voraussetzen, dass diese Nahrung Genuss oder Trost verschafft. Das ist nicht der Fall, aber ich erwarte nicht, dass Sie mir das einfach glauben, und möchte deshalb einige Beweise anführen.

Vermutlich haben Sie eine ziemlich genaue Vorstellung von den gesundheitlichen Gefahren, die mit dem übermäßigen Konsum von Junkfood einhergehen: Herzerkrankungen, hoher Blutdruck, Typ-2-Diabetes, chronische Fettleibigkeit und Krebs, ganz zu schweigen von den alltäglicheren Beschwerden wie Sodbrennen, Verstopfung, Durchfall, steife Gelenke, Zahnfäule und schlechte Haut. Können Sie sich tatsächlich vorstellen, dass die Natur uns Menschen – und nur uns Menschen – eine Vorliebe für Nahrung mitgegeben hat, die unsere Existenz bedroht?

Das Wissen um diese gesundheitlichen Gefahren lässt eine weitere Angst entstehen, eine Angst, die zur Folge hat, dass Süchtige ständig unglücklich über ihre Sucht sind. Das Tauziehen zwischen dieser Angst und den beiden vorgenannten Ängsten hält sie in einem unablässigen Gefühlswirrwarr gefangen und sorgt für Ratlosigkeit und Unsicherheit.

Leider kann die Angst vor den gesundheitlichen Gefahren nicht bewirken, dass Menschen, die aus emotionalen Gründen essen, ihre Sucht überwinden. Wenn dem so wäre, würde ich ohne weiteres auf abschreckende Schilderungen setzen, um Sie von Ihrer Essstörung zu kurieren. Aus meinen Erfahrungen mit allen Süchten weiß ich jedoch, dass Abschreckungsmanöver keine Wirkung zeigen. Die Angst vor dem Erfolg ist stets stärker.

Stattdessen müssen wir mit der Illusion aufräumen, dass Junkfood Genuss oder Trost verschafft.

DIE UNGLAUBLICHE MASCHINE

Der menschliche Körper ist eine wahrhaft unglaubliche Maschine, die enormen Belastungen standhalten kann und trotzdem weiterhin funktioniert. Lassen Sie sich jedoch nicht zu dem Irrglauben verleiten, dass Sie deshalb alles essen können, was Ihnen in den Sinn kommt, ohne sich damit zu schaden. Die falsche Nahrung bringt Sie zwar nicht so abrupt zum Stillstand wie Diesel einen Benziner, bewirkt aber dennoch, dass Sie weniger leistungsfähig sind. Wenn Sie nicht die Nahrung essen, die die Natur für Sie vorgesehen hat, werden Sie schwer, langsam, träge … und irgendwann geht es für Sie nicht mehr weiter.

Tief in Ihrem Inneren wissen Sie, dass das stimmt, doch die Gehirnwäsche hat die instinktive Wahrheit durch verlockende Illusionen ersetzt.

Wenn Sie Ihr Auto tanken, gibt es keine derartigen Widersprüche. Auch wenn Sie nicht das Geringste über die Abläufe in einem Motor wissen, ist Ihnen klar, dass Sie einen Benziner nicht mit Diesel betanken sollten und umgekehrt. Nur die wenigsten Autobesitzer sind so fachkundig, dass sie ihren Wagen selbst reparieren oder warten können, aber dennoch begreifen sie sofort, dass es schädlich wäre, wenn sie Zuckersirup statt Öl in den Motor füllen. Dieses simple Grundlagenwissen wird uns von den Fahrzeugherstellern vermittelt, und wir halten uns strikt daran.

Das Tierreich ist in jeder Hinsicht genauso ausgeklügelt wie die Kraftfahrzeugbranche. Jedes Geschöpf auf dem Planeten hat seine ganz bestimmte Ernährungsweise und verfügt über die körperlichen Merkmale, die es für diese Ernährung braucht. Nur die richtige Nahrung macht satt. Zu diesen Merkmalen gehören Hunger und Geschmack, aber auch die Verdauung. Das menschliche Verdauungssystem kommt am besten mit Obst, Gemüse, Nüssen und Körnern zurecht. Dann arbeitet es schnell und effizient, gewinnt reichlich Nährstoffe und sondert nur wenig Abfallstoffe ab. Die Verdauung dieser Nahrung erfordert relativ wenig Energie, anders als beispielsweise die Verdauung von Fleisch. Haben Sie sich schon einmal gefragt, warum Fleischfresser so viel schlafen? Wer sich von Obst, Gemüse, Nüssen und Körnern ernährt, fühlt sich weitaus munterer und energiegeladener als jemand, der auf Hamburger, Schokolade und Kuchen setzt.

Warum sind Obst, Gemüse, Nüsse und Körner dann nicht unsere Lieblingsnahrung? Warum stellen wir keine Schale mit Karotten bereit, wenn wir es uns auf dem Sofa gemütlich machen wollen? Warum trösten wir uns nicht mit einem Apfel? Schon die bloße Vorstellung wirkt auf Junkfood-Süchtige so abschreckend, dass sie gar keinen Aufhörversuch starten.

Vielleicht fürchten Sie sich vor einem Leben mit Karotten und Äpfeln, ganz ohne Fastfood und Kuchen und die vielen »köstlichen« Leckerbissen, mit denen Sie sich üblicherweise trösten. Die Angst vor dem Erfolg beruht auf der Überzeugung, dass Ihnen nur eine kümmerliche Auswahl an Lebensmitteln bleiben wird. Aber wenn Karotten und Äpfel zu den Nahrungsmitteln gehören, die wir von Natur aus essen sollen, warum sollten sie uns dann unglücklich machen?

Wir sind so von der Überzeugung geblendet, dass Junkfood das Köstlichste auf der Speisekarte ist, dass wir Obst und Gemüse gar nicht als wohlschmeckende Nahrung sehen, sondern lediglich als »gesund«.

Allerdings sollten Sie das kritisch hinterfragen. Haben Sie nach Obst oder Gemüse (zum Beispiel, nachdem Sie einen Salat gegessen haben), jemals Folgendes verspürt:

- Völlegefühl?
- Übelkeit?
- Schlechtes Gewissen?
- Scham?
- Trauer?
- Kontrollverlust?

Könnte es sein, dass es an der Zeit ist zu erkennen, dass gesundes Essen und wohlschmeckendes Essen genau das Gleiche sind? Die unglaubliche Maschine ist so konzipiert, dass ihr gesunde Nahrung wie Obst, Gemüse, Nüsse und Körner schmeckt. Probleme gibt es erst dann, wenn wir nicht mehr daran glauben.

AUF DEN GESCHMACK ACHTEN

»Ich denke beim Essen aber nicht an meine Verdauung, ich denke an den Geschmack.« Ein berechtigter Einwand. Unsere Lieblingsnahrung ist diejenige, die am besten schmeckt, nicht diejenige, die besonders leicht verdaulich ist. Was also schmeckt am besten? Mehl? Salz? Speisefett? Milch? Das sind die Hauptzutaten von Kuchen und Keksen, ohne die viele Menschen angeblich nicht leben können. Von diesen vier Zutaten hat lediglich Salz eine etwas stärkere Wirkung auf die Geschmacksknospen, und wer isst schon gerne pures Salz? Nur durch den Zusatz von raffiniertem Zucker entsteht der Eindruck, diese Nahrungsmittel seien lecker, da raffinierter Zucker den Geschmack des natürlichen Zuckers nachbildet, der in Obst und Gemüse steckt. So wird unser Geschmackssinn zu der Annahme verleitet, dass wir unsere Lieblingsnahrung bekommen.

Zucker weckt das Gefühl, dass wir eine Belohnung bekommen. Raffinierter Zucker liefert dem Gehirn eine unnatürlich hohe Dosis und kapert damit wie eine Droge die Belohnungspfade. Zudem hat er noch weitere schädliche Wirkungen, denn er gelangt sehr schnell in den Blutkreislauf und treibt den Blutzuckerspiegel in die Höhe, sodass das Gleichgewicht von Glukose und Insulin aus den Fugen gerät und Typ-2-Diabetes begünstigt wird.

Der Zucker in Obst und Gemüse wird langsamer aufgespalten und gelangt somit langsamer in den Blutkreislauf, sodass der Anstieg viel sanfter erfolgt und eine geringere Menge Hormone freigesetzt wird, mit der die Belohnungspfade besser zurechtkommen. Der Insulinspiegel kann sich damit sanfter anpassen.

Wenn die Wirkung der großen Menge an raffiniertem Zucker nachlässt, empfinden Sie ein Gefühl der Leere und verlangen nach der nächsten Dosis. Das kommt Ihnen sicher bekannt vor: der typische Kreislauf der Sucht.

KUCHEN UND KEKSE ESSEN SIE NICHT
WEGEN DES GESCHMACKS, SONDERN
WEGEN DES ZUCKERGEHALTS.

Wenn Sie demnächst Kuchen oder einen Keks essen, achten Sie bitte auf den Geschmack. Schlingen Sie ihn nicht so schnell wie möglich hinunter, sondern nehmen Sie sich die Zeit, ihn zu betasten und Aussehen und Geruch auf sich wirken zu lassen. Nehmen Sie dann einen Bissen und behalten Sie diesen eine Weile im Mund, um die Wirkung auf Ihre Geschmacksknospen zu registrieren. Vergleichen Sie die Empfindung Ihrer Sinne mit den Erwartungen, die durch die Gehirnwäsche entstanden sind. Entspricht das Gebäck Ihren Erwartungen? Ist es wirklich so köstlich?

Wenn Sie sich angewöhnen, Ihre Nahrung künftig so genau unter die Lupe zu nehmen, wird sich der geheimnisvolle Schleier lüften, sodass Sie erkennen, wie Junkfood wirklich ist: relativ geschmacklos, geruchlos und meist von bräunlicher Farbe.

Nun vergleichen Sie das mit einem Apfel. Ein frischer

Apfel sieht verlockend aus. Die Schale ist straff und glänzend, von ansprechender grüner oder roter Farbe. Er schmeckt frisch und fruchtig, und wenn man hineinbeißt, ist der Geschmack genauso gut wie das Aroma: frisch, saftig und köstlich.

Wenn man einen Apfel gegessen hat, fühlt man sich nicht aufgebläht oder schlecht, empfindet kein schlechtes Gewissen oder Scham. Vielleicht wäre das der Fall, wenn Sie genug Äpfel hintereinander wegessen. Doch genau das ist ein entscheidender Aspekt: Dazu kommt es nicht, denn wenn Sie einen Apfel aufgegessen haben, verspüren Sie nicht sofort Appetit auf den nächsten. Ihre Kraftstoffanzeige nimmt den hohen Nährstoffgehalt wahr und zeigt auf »satt«.

Ihr Geschmacksempfinden ist für Ihre Flucht aus der Falle des emotionalen Essens von entscheidender Bedeutung. Sobald Sie aufgeschlossen sind und akzeptieren, dass Ihre Lieblingsnahrung diejenige ist, die tatsächlich am besten schmeckt, und nicht diejenige, die *vermeintlich* besonders lecker ist, verschwindet Ihr Verlangen nach Junkfood, und es wird Ihnen ganz leichtfallen, aus dem Kreislauf der Sucht zu entkommen.

SIE MÜSSEN DER VERLOCKUNG DES JUNKFOODS NICHT MIT WILLENSKRAFT WIDERSTEHEN, WEIL DIE VERLOCKUNG VERSCHWINDET.

DIE WÜRZE DES LEBENS

Vielleicht erscheint Ihnen die Aussicht, einen Apfel zu essen, wenn Sie Appetit verspüren, auf Dauer etwas deprimierend. Natürlich will ich Ihnen nicht dazu raten, sich für den Rest Ihres Lebens nur noch von Äpfeln zu ernähren. Ihnen steht eine ungeheure Auswahl an Lieblingsnahrung zur Verfügung.

Und damit kommen wir zu einem der größten Mythen überhaupt: der Mythos, dass die Ernährung eintönig und fad wird, wenn man auf Junkfood verzichtet.

Bei einem Gang durch den Supermarkt ist die unglaubliche Auswahl unterschiedlicher Lebensmittel schier überwältigend. Aber wie abwechslungsreich gestalten Sie Ihre eigene Ernährung?

Bei Ihrem nächsten Einkauf im Supermarkt zählen Sie bitte einmal genau nach, wie viele unterschiedliche Produkte Sie im Einkaufswagen haben. Das ist nur ein winziger Bruchteil sämtlicher angebotenen Waren. Und dann überlegen Sie, wie oft sich die einzelnen Posten auf Ihrem Einkaufszettel ändern. Das eine oder andere mag sich von Woche zu Woche je nach Wetter, Stimmung oder finanziellen Möglichkeiten unterscheiden, doch der Großteil der Artikel ist bei jedem Einkauf gleich.

SÜCHTIGE LEGEN KEINEN WERT AUF ABWECHSLUNG.

Wer raucht, setzt alle Hebel in Bewegung, um die Lieblingsmarke zu bekommen, obwohl viele tausend Alternativen zur Auswahl stehen. So ist es nicht nur bei Zigaretten, in Bezug auf unsere Nahrung verhalten wir uns ganz ähnlich. Wir können zwischen Millionen unterschiedlicher Nahrungsmittel wählen, und doch entscheiden wir uns Woche für Woche, Monat für Monat, Jahr für Jahr immer für die gleichen paar Produkte.

DAS ÜBLICHE, DER HERR?

Uns steht zwar eine große Auswahl an Nahrungsmitteln zur Verfügung, doch dass wir eine solch breite Palette brauchen, ist nur eine Illusion. Zwei Beispiele aus meiner eigenen Erfahrung machen das ganz deutlich. Wie viele andere auch startete ich früher stets mit einer Schale Frühstücksflocken in den Tag. Im Supermarkt um die Ecke gab es einen ganzen Gang nur mit Frühstücksprodukten verschiedenster Marken, und dennoch griff ich jeden Morgen zur gleichen Sorte.

Ich hatte kein Interesse daran, die vielen Alternativen auszuprobieren, sondern war monate-, ja sogar jahrelang damit zufrieden, immer das gleiche Produkt zu essen. Wenn mir doch einmal nach Abwechslung war, suchte ich mir eine andere Sorte aus, die dann ebenfalls für lange Zeit mein Favorit blieb.

Dann fiel mir eines Tages auf, dass die Zutaten in sämtlichen Frühstücksprodukten im Prinzip sowieso fast identisch waren, selbst bei den sogenannten »Sortimentspackungen« mit verschiedenen Kartons unterschiedlicher Sorten.

Das zweite Beispiel ist ein Erlebnis bei einem Restaurantbesuch, das mir dieses Phänomen ebenfalls deutlich machte.

In der Nähe meiner Wohnung gab es zahlreiche indische Restaurants, aber ich hatte ein bestimmtes Lieblingslokal. Eines Abends las ich gerade in der Speisekarte, als Malik, der Inhaber, an meinen Tisch kam, um die Bestellung aufzunehmen. Bevor ich etwas sagen konnte, schlug er mir Gerichte vor, als würde er sie von einer Liste ablesen. Er wusste genau, was ich wollte.

Wie das möglich war? Weil ich jedes Mal das Gleiche bestellte!

Das war nicht nur beim Inder so, sondern auch bei jedem anderen Restaurantbesuch. Mir selbst war das gar nicht klar gewesen. Ich studierte zwar immer die appetitanregenden Beschreibungen auf der Speisekarte und überlegte hin und her, entschied mich jedoch jedes Mal für die gleichen Gerichte, von denen ich wusste, dass sie mir schmeckten.

Das zeigt eindeutig:

SOBALD WIR UNS FÜR EINE LIEBLINGSNAHRUNG ENTSCHIEDEN HABEN, ESSEN WIR SIE BEREITWILLIG IMMER WIEDER.

Abwechslung halten wir nur deshalb für wichtig, weil uns die Gehirnwäsche zu dieser Überzeugung verleitet hat. Man hat uns erklärt, dass wir eine ausgewogene Ernährung brauchen, damit der Körper alle nötigen Nährstoffe bekommt, und dass eine abwechslungsreiche Ernährung spannender ist. Aber wie viel Abwechslung wünschen Sie sich? Wenn Sie bei einem Restaurantbesucht ewig die Speisekarte studieren, suchen Sie dann im Grunde nicht nach dem einen Gericht, das Ihnen immer so gut schmeckt?

Dagegen ist nichts einzuwenden, solange dieses Gericht Ihnen die Energie und die Nährstoffe liefert, die der Körper braucht.

Wenn Ihnen Abwechslung wirklich so wichtig ist, gehen Sie noch einmal in den Supermarkt. In welcher Abteilung ist die Vielfalt der Nahrungsmittel in Bezug auf Aussehen, Aroma, Beschaffenheit, Form und Geschmack am größten?

In der Obst- und Gemüseabteilung!

Im Gegensatz zu Frühstücksflocken, Kuchen oder Keksen hat alles im Gemüsebereich seinen ganz eigenen Geschmack. Äpfel, Orangen, Bananen, Ananas, Himbeeren … der Geschmack ist unverwechselbar. Selbst eng miteinander verwandte Obstsorten wie Orangen und Zitronen, Him- und Brombeeren schmecken unterschiedlich.

WENN SIE IM SUPERMARKT NACH ABWECHSLUNG SUCHEN, BLEIBEN SIE IN DER OBST- UND GEMÜSEABTEILUNG.

Es ist kein Zufall, dass Obst und Gemüse in den meisten Supermärkten direkt am Eingang angeboten werden. So registrieren Ihre Sinne schon zu Beginn des Einkaufs »köstliche Nahrung«.

Wenn Sie sich das vor Augen führen, beseitigen Sie sämtliche Befürchtungen, dass meine Methode die Auswahl an Nahrungsmitteln einschränken könnte und dass Sie Verzicht üben müssen.

In Wirklichkeit gilt das genaue Gegenteil. Sie werden sich noch mehr auf Ihre Mahlzeiten freuen als bisher, doch die Freude wird echt sein, kein vorgetäuschter Genuss, der nur auf die Gehirnwäsche zurückzuführen ist.

Den Unterschied werden Sie deutlich spüren, da Sie nach dem Essen satt und zufrieden sein werden, statt das Unbehagen, die Schuldgefühle und die Scham zu empfinden, die das emotionale Essen mit sich bringt. Sie werden gesund und voller Energie sein, nicht mehr übergewichtig und träge.

Sobald Sie Ihre Lieblingsnahrung ermittelt haben, werden Sie diese nur zu gerne immer wieder essen.

DIE JUNKFOOD-TOLERANZ

Die Lieblingsnahrung des Gorillas sind Früchte, doch wenn er keine Früchte findet, frisst er auch andere Pflanzen, damit er nicht verhungern muss. Sobald es jedoch wieder Früchte gibt, bevorzugt der Gorilla diese Früchte, da sie seine Lieblingsnahrung sind – sie schmecken ihm am besten.

Weiß der Gorilla etwa, dass er sterben muss, wenn er gar nichts frisst, und entscheidet er sich deshalb bewusst für andere Pflanzen, wenn keine Früchte zu finden sind? Oder vertilgt er aus Instinkt auch anderes Futter? Denken Sie an den Zusammenhang zwischen Hunger und Geschmack: Je hungriger der Gorilla wird, desto besser schmeckt ihm seine zweitliebste Nahrung.

Mutter Natur hat für diese Sicherheitsvorkehrung gesorgt, damit Tiere auch dann überleben, wenn ihre Lieblingsnahrung nicht verfügbar ist. Der Gorilla muss keine bewusste Entscheidung treffen. Sein Hunger und seine Geschmackssinne nehmen ihm die Entscheidung ab. Die zweitliebste Nahrung hat keine negativen Folgen, sie verursacht weder Übergewicht noch Verdauungsstörungen. Zudem wird der Gorilla keiner Gehirnwäsche ausgesetzt, die ihm weismacht, er habe nun eine neue Lieblingsnahrung.

Das ist für den Gorilla sehr vorteilhaft. Und nicht nur für ihn – auch für uns. Mutter Natur hat uns zwar eine Lieblingsnahrung mitgegeben, gesteht uns jedoch auch eine großzügige Fehlertoleranz zu. Solange wir hauptsächlich die Nahrungsmittel zu uns nehmen, die für uns gedacht sind, können wir auch eine angemessene Menge an Junkfood vertragen.

Bitte beachten Sie dabei, dass es sich dabei NICHT um einen gewissen »Spielraum« für Junkfood handelt. Hier ist lediglich gemeint, dass wir zweitrangige Nahrungsmittel in unsere Ernährung aufnehmen können, ohne Probleme befürchten zu müssen.

Wenn frisches Obst, Gemüse, Nüsse und Körner unsere natürliche Lieblingsnahrung sind, können wir Fleisch, Fisch und Hülsenfrüchte als zweitrangige Nahrung bezeichnen. Idealerweise sollte man diese meiden oder auf ein Minimum beschränken. Sorgen Sie dafür, dass frisches Gemüse und Salat den Hauptbestandteil jeder Mahlzeit ausmachen, und essen Sie dazu eine kleine Portion zweitrangige Nahrung, wenn Sie möchten.

In Kapitel 1 habe ich erläutert, dass ich alle industriell

verarbeiteten Nahrungsmittel, denen die Nährstoffe fehlen, die der menschliche Körper braucht, als »Junkfood« bezeichne. Die meisten Menschen verstehen darunter Fastfood, Kekse, Kuchen und Süßwaren – die Lebensmittel, die nach einhelliger ernährungswissenschaftlicher Meinung schlecht für uns sind. Für mich ist Junkfood sämtliche Nahrung, die nicht mehr in ihrem Naturzustand ist, alles, das künstlich verändert wurde.

Sie können sich sicherlich vorstellen, dass das auf eine ungeheure Anzahl von Lebensmitteln zutrifft, die Sie bislang vermutlich für gesund gehalten haben, zum Beispiel Milch oder Käse. Keine Sorge, ich möchte Sie nicht davon abhalten, Milch und Käse zu konsumieren. Ich möchte nur, dass Sie sich klarmachen, welche Produktarten von Natur aus für uns gedacht sind und welche zur Junkfood-Toleranz gehören.

Die Junkfood-Toleranz ist deshalb für die menschliche Rasse zum Problem geworden, weil sie gewissen Interessensgruppen die Möglichkeit gibt, Fehlinformationen über bestimmte Nahrungsmittel zu verbreiten, um sich zu bereichern. Stellen Sie sich vor, jeder Mensch würde ausschließlich Nahrung im Naturzustand verzehren. Das wäre für die Lebensmittelbranche nicht besonders lukrativ, oder? Es gäbe kaum Möglichkeiten zur Expansion und zum Geldmachen.

Dank der Junkfood-Toleranz ist die Lebensmittelindustrie in der Lage, eine breite Palette unterschiedlicher Nahrung abzupacken und an uns zu verkaufen, oft zu hohen Preisen. Wie gelingt ihr das? Indem sie uns davon überzeugt, dass wir das am liebsten essen. Die Branche lässt nichts unversucht – so wird zum Beispiel behauptet, eine bestimmte Schokolade sei gut für Kinder, oder man stellt Naschereien unverblümt als »Sünde« dar, präsentiert sie aber so verlockend, dass sich trotzdem Verlangen danach regt. Und das Verlangen spüren Sie tatsächlich, oder? Warum? Weil man Ihnen das ständig einredet.

Der menschliche Intellekt und die damit verbundene Fähigkeit, Fehlinformationen zu verbreiten, haben dazu geführt, dass Junkfood Ihre erste Wahl geworden und die erstklassige Nahrung, die Sie eigentlich essen sollten, in den Hintergrund gerückt ist. Sobald Sie das verstanden haben, können Sie die Gehirnwäsche mit Hilfe Ihres Intellekts rückgängig machen.

Lassen Sie sich von der Qualität richtiger Nahrung überzeugen, nicht vom Junkfood. Achten Sie auf den wahren Geschmack sämtlicher Dinge, die Sie essen, auf Aussehen, Geruch und Beschaffenheit Ihrer Nahrung und die Empfindungen, die sich nach dem Verzehr einstellen. Prägen Sie sich ein, welche gesundheitlichen Vorteile Obst, Gemüse, Nüsse und Körner mit sich bringen und welche Gesundheitsrisiken von Junkfood ausgehen. Machen Sie sich klar, welch breite Vielfalt an Geschmacksrichtungen und Beschaffenheiten in der Obst- und Gemüseabteilung zu finden ist und wie trostlos und gleichförmig die Auswahl an Frühstücksflocken oder Keksen, Nudeln, Backwaren und dergleichen wirkt.

Wenn Sie den Blick für diese Realitäten schärfen, werden Sie die Junkfood-Toleranz künftig besser im Griff haben. Dann müssen Sie sich nicht auf eine Ernährung mit Obst und Gemüse beschränken, werden aber auch nicht mehr vom Junkfood versklavt.

Das ist wahre Kontrolle über Ihr Essverhalten. Der entscheidende Unterschied besteht darin, dass Sie die Auswahl an Nahrungsmitteln richtig und realistisch beurteilen und keine Illusionen mehr haben.

SIEBTE ANWEISUNG: VERSUCHEN SIE NIE WIEDER, SICH MIT NAHRUNG ZU TRÖSTEN.

14. Hartnäckige Fragen

In diesem Kapitel

- Woran merke ich, dass ich geheilt bin?
- Wissen statt Ungewissheit
- Werde ich schöne Zeiten genießen können?
- Werde ich schlechte Zeiten ertragen können?
- Der Augenblick der Offenbarung

Wenn man eine großartige Leistung vollbringt, gibt es immer einen bestimmten Moment, in dem man weiß, dass man es geschafft hat – einen Augenblick der Offenbarung. Wenn Ihre Leistung jedoch darin besteht, etwas abzustellen, das Sie belastet hat, woran erkennen Sie dann, dass das endgültig vorbei ist? Auf diese Frage und andere Unsicherheiten, die Sie möglicherweise beschäftigen, möchte ich in diesem Kapitel eingehen.

Alles, was Sie bisher gelesen haben, sollte Ihre Denkweise verändern, damit Sie nicht mehr glauben, dass Junkfood Ihnen Genuss oder Trost verschafft, sondern verstehen, dass es in Wirklichkeit das Bedürfnis danach überhaupt erst entstehen lässt und dafür sorgt, dass dieses Bedürfnis immer größer wird.

Mittlerweile sollte Ihnen klar sein, dass Ihr Problem

nicht auf eine Charakterschwäche wie mangelnde Willenskraft oder Suchtanfälligkeit zurückzuführen ist. Es liegt auch nicht daran, dass Junkfood eine ganz besondere Eigenschaft hat.

Außerdem sollten Sie Ihre Lieblingsnahrung allmählich mit anderen Augen sehen, da Sie genauer auf Ihre Sinne und Ihr Hungergefühl achten.

Wenn Sie in dieser Hinsicht noch Zweifel haben, blättern Sie bitte noch einmal zurück und lesen Sie die jeweiligen Kapitel erneut. Denken Sie daran, dass Sie jederzeit aufgeschlossen bleiben und auf Ihre Instinkte hören müssen, nicht auf das große Monster in Ihrem Kopf.

Sie müssen unbedingt die richtige Denkweise erreichen, damit Sie ohne harten Kampf oder das Gefühl von Verzicht aus der Falle entkommen. Dass Ihnen das gelungen ist, erkennen Sie daran, dass Sie kein Verlangen mehr nach Junkfood verspüren.

Als Sie dieses Buch erstmals zur Hand nahmen, waren Sie sicherlich gespannt, wie lange es dauern würde, bis die Methode Wirkung zeigt. Wie lange muss man warten, bis man sich als geheilt bezeichnen kann?

Wer mit der Methode Willenskraft aufhört, kann sich des Erfolgs niemals sicher sein, denn diese Methode erfordert einen lebenslangen Kampf gegen die Versuchung. Mit Easyway dagegen wissen Sie mit absoluter Sicherheit, dass Sie Erfolg hatten, weil das Verlangen ganz und gar beseitigt wird.

WISSEN STATT UNGEWISSHEIT

An dieser Stelle des Buches ist jeder Leser und jede Leserin in einer anderen Verfassung. Manche sind sich sicher, alles verstanden zu haben, und meinen, leicht ohne Junkfood auskommen zu können. Wenn das auf Sie zutrifft, ist das wunderbar, aber wir wollen nichts überstürzen. Vielleicht sind Sie überzeugt davon, dass Sie nie wieder Kuchen oder einen Schokoriegel essen wollen und nie wieder versuchen werden, sich mit Nahrungsmitteln zu trösten, doch Vorsicht! Die Falle ist in der Lage, genau dann wieder zuzuschnappen, wenn Sie am wenigsten damit rechnen.

Sie müssen das Buch unbedingt komplett durchlesen, damit Sie nach dem Entkommen auf keinen Fall erneut in die Falle geraten.

Wenn Sie an dieser Stelle des Buches dagegen nach wie vor unsicher sind, ob Sie Ihre Sucht nach emotionalem Essen wirklich überwinden können, machen Sie sich keine Sorgen. Es liegt noch einiges vor uns, sodass sich alles klären wird. Nehmen Sie sich unabhängig von Ihrer aktuellen Verfassung ausreichend Zeit, dieses Buch gründlich bis zum Ende zu lesen.

Wir müssen dafür sorgen, dass jeder noch vorhandene Glaube an die Methode Willenskraft beseitigt wird. In Kapitel 8 habe ich erläutert, dass das Aufhören mit Willenskraft schwerer und die Wahrscheinlichkeit, wieder in die Falle zu tappen, dann deutlich höher ist. Die Gehirnwäsche ist jedoch so hartnäckig, dass es eine Weile dauern kann, bis man die Überzeugung loswird, es brauche einen sehr starken Willen, um sich vom Verlangen nach Junkfood zu befreien.

Die Überzeugung, dass man zur Flucht Willenskraft benötigt, ist weder dumm noch ungewöhnlich. Das Verlangen, das Sie verspüren, wenn Sie Ihren Appetit auf Junkfood verleugnen, mag vollkommen unlogisch sein, doch das Gefühl ist dennoch sehr real, ebenso wie Ihre Reizbarkeit und Ihre schlechte Stimmung, wenn Sie sich mit bloßer Willenskraft beherrschen. Sie waren zeit Ihres Lebens der Gehirnwäsche ausgesetzt und erleben diese nach wie vor – wenn Sie schon einmal versucht haben, eine Sucht mit der Methode Willenskraft zu überwinden, hat sich die Überzeugung, dass das sehr schwer ist, zusätzlich verstärkt.

JEDER VERGEBLICHE VERSUCH, EINE SUCHT DURCH WILLENSKRAFT IN DEN GRIFF ZU BEKOMMEN, VERSTÄRKT DIE ÜBERZEUGUNG, DASS AUFHÖREN SCHWIERIG IST.

Wenn Sie überzeugt sind, dass nur Willenskraft hilft, geben Sie sich selbst die Schuld an Ihrem Misserfolg. Das bewirkt, dass Sie sich noch schlechter und nichtsnutziger fühlen, und treibt Sie noch tiefer in die Falle.

Lösen Sie sich vom Glauben an die Methode Willenskraft, dann läuft der Teufelskreis plötzlich rückwärts. Drücken Sie nicht länger an die falsche Seite der Tür, sondern ziehen Sie die Möglichkeit in Betracht, dass es einen einfachen Weg hinaus geben könnte, dann wird sich dieser Weg wie von Zauberhand auftun. Natürlich ist dabei keine Zauberei im Spiel, sondern lediglich einfache Logik – die Logik, für die uns die Gehirnwäsche blind macht.

Doch wenn Sie aufgeschlossen und offen für die Wahrheit sind, können Sie ein wunderbares Gefühl erleben – den Augenblick der Offenbarung.

Die Wahrheit ist ganz einfach:

- Das Verlangen entsteht durch das große Monster – die Illusion, dass Junkfood Genuss oder Trost verschafft.
- Die Angst, die Sie verspüren, wenn Sie kein Junkfood essen können, geht darauf zurück, dass das große Monster auf das Quengeln des kleinen Monsters reagiert.
- Das kleine Monster ist entstanden, als Sie zum ersten Mal Junkfood zu sich nahmen.
- Somit kann Junkfood die Angst nicht lindern, sondern ist ihre Ursache.

Wenn Sie das große Monster töten, verschwindet jedes Gefühl von Verzicht, wenn Sie kein Junkfood mehr essen.

Bei der Methode Willenskraft muss man die Angst so lange aushalten, bis man sie nicht mehr spürt. In den ersten Tagen nach dem Aufhören, wenn die Willenskraft noch stark ist, wird Ihnen das nicht weiter schwerfallen.

Doch mit der Zeit, wenn Sie siegessicher werden, lässt die Willenskraft nach.

Es heißt, eine Fußballmannschaft sei dann am anfälligsten, wenn sie gerade ein Tor geschossen hat. Gleiches gilt für die Methode Willenskraft. Je siegessicherer man ist, desto größer die Gefahr. Die Kraft, die Sie zum Aufhören aufgewendet haben, können Sie nicht ewig aufrechterhalten, und mit der Zeit verlieren Sie die Motivation. Dann stellen Sie irgendwann fest, dass das kleine Monster nach Nachschub quengelt, und mit lautem Gebrüll erwacht das große Monster. Nun wird es sehr schwer, Widerstand zu leisten, und Sie spüren, wie Ihnen der Sieg aus den Händen zu gleiten droht.

Jetzt sind Sie hin- und hergerissen – einerseits wollen Sie sich vom Junkfood fernhalten, andererseits würden Sie nur zu gerne der Versuchung nachgeben. Ist es da ein Wunder, dass man mit der Methode Willenskraft so hilflos, reizbar und schlichtweg unglücklich wird? Alles andere wäre geradezu unnatürlich!

Wenn Sie fürchten, irgendwann nach dem Aufhören wieder in die Falle zu geraten, weil Ihnen das schon einmal passiert ist, denken Sie bitte daran, dass dafür das große Monster verantwortlich war. Mittlerweile wissen Sie, mit welcher Munition sich dieses Monster töten lässt. Achten Sie gut auf Ihre Empfindungen und Bedürfnisse, hüten Sie sich vor sämtlichen Tricks, mit denen man Sie in der Falle halten will, durchschauen Sie die Illusionen und erkennen Sie die Wahrheit, dann werden Sie sich mit der absoluten Gewissheit befreien, dass Sie niemals wieder Genuss oder Trost bei Junkfood suchen werden.

WERDE ICH SCHÖNE ZEITEN GENIESSEN KÖNNEN?

Das ist eine sehr wichtige Frage. Welchen Sinn hat das Leben ohne Genuss? Dieses Buch soll Ihnen helfen, Ihr Leben wieder mehr zu genießen. Das Problem besteht darin, dass Sie sich Genuss bislang durch Junkfood verschaffen wollten. Mittlerweile sollten Sie sich darüber im Klaren sein, dass die Lösung vielmehr darin besteht, KEIN Junkfood zu essen.

Weil Sie Jahre Ihres Lebens davon überzeugt waren, dass Junkfood Genuss oder Trost verschafft, fürchten Sie nun vielleicht, dass Ihr Leben ohne diese Nahrungsmittel etwas trostlos sein könnte.

In Wirklichkeit beeinträchtigt die Sucht nach Junkfood jedoch die Fähigkeit, echten Genuss oder echte Freude zu erleben. Wenn Sie glauben, Sie könnten ohne Junkfood nicht glücklich sein, wird Ihnen das tatsächlich nicht gelingen. Mit der Methode Willenskraft wird man diese Überzeugung niemals richtig los.

WENN SIE KEIN VERLANGEN NACH JUNKFOOD MEHR HABEN, ERSCHEINT ES IHNEN NICHT MEHR VERLOCKEND. SIE VERMISSEN ES NICHT, WEIL ES IHR LEBEN NICHT SCHÖNER MACHT. DAS HAT ES NIE GETAN.

Die Gehirnwäsche bewirkt, dass Süchtige ihre »Droge« romantisieren. Dabei sehnen sie sich in Wirklichkeit nach bestimmten Situationen, die sie eigentlich gar nicht richtig wahrgenommen haben. Wenn von angenehmen Erlebnissen die Rede ist, bei denen Junkfood eine Rolle spielte, zeigt sich bei genauerem Hinsehen schnell, dass diese Situationen aus anderen Gründen angenehm waren: weil man mit Freunden zusammen war, weil man die Umgebung aufregend fand, weil es einen Grund zum Feiern gab und so weiter.

Wenn Sie meinen, bestimmte Momente in Ihrem Leben seien nur deshalb schön gewesen, weil Sie dabei Junkfood konsumierten, sollten Sie sorgfältig analysieren, warum das Essen die Situationen schöner wirken ließ. Dann wird Ihnen sicher klar, dass in Wirklichkeit eher das Gegenteil zutrifft. Halten Sie nicht an der Illusion fest, dass Sie solche Anlässe ohne Junkfood nicht mehr richtig genießen werden, sondern ändern Sie Ihre Sichtweise: Führen Sie sich vor Augen, dass diese Momente künftig noch angenehmer werden, weil Sie sich aus der Sklaverei des emotionalen Essens befreit haben.

Meist nimmt man gar nicht richtig wahr, wie man sich fühlt, wenn man Junkfood isst. Nur wenn man darauf Appetit hat, aber nichts essen darf, oder wenn man Junkfood zu sich nimmt, obwohl man das eigentlich nicht möchte, merkt man, welche Gefühle es auslöst. In beiden Fällen fühlen Sie sich schlecht. Damit ergibt sich eine offensichtliche Schlussfolgerung:

WENN DAS JUNKFOOD VERSCHWINDET,
HAT AUCH DAS ELEND EIN ENDE.

WERDE ICH SCHLECHTE ZEITEN ERTRAGEN KÖNNEN?

Diese Frage ist möglicherweise noch wichtiger. Beim emotionalen Essen strebt man nicht nur nach Vergnügen oder Trost, sondern will auch Unglück und Unbehagen entkommen.

Viele Situationen können bewirken, dass Sie zum Vorratsschrank eilen: Sie haben Streit in der Familie, Stress bei der Arbeit, finanzielle Schwierigkeiten oder etwas Schlimmes erlebt… Um sich nicht mit dieser Situation auseinandersetzen zu müssen, widmen Sie sich dem Essen und verdrängen Ihre Probleme.

Früher oder später müssen Sie jedoch zurück in die Realität, und die Probleme sind immer noch da. Meist sind sie sogar noch schlimmer geworden. Wenn Sie weiterhin glauben, dass Junkfood in solchen Situationen Trost spendet, bleiben Sie nach dem Aufhören sehr anfällig. Wenn Sie demnächst einmal das Bedürfnis nach Trost haben, wird das große Monster Sie wieder in die Falle zerren.

Überlegen Sie einmal: Wie sollen Nahrungsmittel die Probleme in Ihrem Leben lösen? Haben Sie bei einem Streit in der Familie schon einmal gedacht: »Ist doch egal, dass wir uns schreckliche, verletzende Dinge an den Kopf werfen, denn ich kann gleich eine Packung Kekse essen, dann ist wieder alles in Ordnung?«

Oder trägt die Tatsache, dass Sie zu viele Kekse essen, vielleicht dazu bei, dass Sie sich noch schlechter fühlen?

Jeder Mensch erlebt belastende Situationen, aber nicht jeder jammert herum, wenn er kein Junkfood essen kann. Sie müssen lediglich akzeptieren, dass es im Leben nach dem Aufhören immer Höhen und Tiefen geben wird, und wenn Sie sich in schwierigen Situationen nach Junkfood sehnen, trauern Sie einer Illusion hinterher, die eine Leere entstehen lässt.

WER AUS EMOTIONALEN GRÜNDEN ISST, ERZEUGT ZUSÄTZLICHEN STRESS UND KANN BELASTENDE SITUATIONEN SCHLECHTER BEWÄLTIGEN.

Selbst wenn Sie das richtig verstanden haben, kann es sein, dass Sie in einer schwierigen Lebensphase die Orientierung verlieren und sich deshalb wieder schlecht fühlen. Dieses vertraute Gefühl kann Süchtige zu der Annahme verleiten, dass sie erneut in die Falle geraten sind.

Vermeiden Sie diesen Fallstrick, indem Sie sich innerlich darauf einstellen, dass im Leben unweigerlich schwierige Phasen auftreten. Dann sollten Sie sich unbedingt in Erinnerung rufen, dass Ihr Stress nichts damit zu tun hat, dass Sie kein Junkfood essen. Sagen Sie sich: »Okay, das ist jetzt schwierig, aber zumindest habe ich das emotionale Essen überwunden. Deshalb bin ich jetzt viel stärker.«

Sie werden feststellen, dass Sie Stresssituationen im Leben tatsächlich weniger belastend finden, nachdem Sie sich vom emotionalen Essen befreit haben.

FREIEN MENSCHEN GEHT ES IN ALLEN LEBENSLAGEN BESSER – GUTEN UND SCHLECHTEN.

DER AUGENBLICK DER OFFENBARUNG

Bald sind Sie bereit, ein Ritual zu absolvieren, das ich als »letztes Festmahl« bezeichne. Das muss kein tatsächliches Festmahl sein, es dient jedoch als endgültige Erinnerung an die bittere Realität des emotionalen Essens. Anschließend können Sie sagen, dass Sie sich von der Sucht nach Junkfood befreit haben. Sie haben dann kein Verlangen mehr danach, sondern sind dem emotionalen Essen entkommen.

Dieses Ritual markiert einen Wendepunkt: den Zeitpunkt, als Sie sich aus der Falle befreit haben. Allerdings erkennen Sie nicht zwangsläufig genau in diesem Moment, dass Sie frei sind. Manchmal geschieht das schon früher – vielleicht haben Sie diesen Augenblick sogar bereits erlebt.

Andererseits kommt es durchaus vor, dass jemand, der lange Zeit im Gefängnis saß, eine Weile reglos sitzen bleibt, wenn plötzlich die Tür aufschwingt, und den Augenblick genießt, bevor er die Zelle verlässt.

Das letzte Festmahl ist der Gang aus dem Gefängnis, bei dem Sie feststellen, dass sich Ihre Sicht auf die Welt tatsächlich verändert hat, und Ihr neues Leben in Freiheit beginnen.

Wenn Sie etwas Tolles erreichen, zum Beispiel eine Prüfung bestehen, eine ersehnte Stelle bekommen oder einen Preis gewinnen, erleben Sie ein wunderbares Hochgefühl, wenn Ihnen der Erfolg richtig bewusst wird. Viele Menschen empfinden das Gleiche, wenn sie mit Easyway aufhören – einen Augenblick der Offenbarung. Die Orientierungslosigkeit der Sucht weicht plötzlich absoluter Klarheit und Erkenntnis – man stellt begeistert fest, dass das Verlangen nach Junkfood verschwunden ist.

Diese Klarheit ist von entscheidender Bedeutung. Es reicht nicht, dass Sie *versuchen* oder *hoffen*, niemals wieder in die Falle zu geraten – Sie müssen sich ganz sicher sein. Easyway kann Ihnen diese Gewissheit geben.

Im Gegensatz zur Methode Willenskraft müssen Sie mit Easyway nicht auf die Bestätigung warten, dass Sie tatsächlich frei sind. Sie werden nicht für den Rest Ihres Lebens fürchten, hinter der nächsten Ecke könnte der Rückfall lauern.

SOBALD SIE DEN AUGENBLICK DER OFFENBARUNG ERLEBEN, WISSEN SIE, DASS SIE FREI SIND.

15. Sie sind nicht allein

In diesem Kapitel

- Heimlich essen
- Männer und Frauen
- Hin und wieder
- Reduzieren und Ersatzstoffe

Emotionales Essen ist eine einsame Angelegenheit, bei der die Betroffenen oft davon ausgehen, nur sie allein hätten dieses Problem. Sie müssen unbedingt erkennen, dass Sie keineswegs allein sind und dass die Anweisungen für das Aufhören auf Sie genauso zutreffen wie auf alle anderen, unabhängig davon, wonach Sie süchtig sind.

Emotionales Essen gibt es in so vielen Varianten, wie es unangenehme Gefühle gibt.

Vielleicht meinen Sie, dass Sie ein wenig anders sind als alle anderen, die aus emotionalen Gründen essen, und vermuten deshalb, dass Easyway Ihnen nicht helfen könnte. Deshalb möchte ich eines ganz deutlich machen:

ALLE MENSCHEN, DIE AUS EMOTIONALEN GRÜNDEN ESSEN, HABEN DAS GLEICHE PROBLEM.

Easyway ist die bewährte Methode, mit der Sie dieses Problem überwinden können. Wenn Sie weiterhin glauben, dass Easyway Ihnen nicht helfen kann, sorgen Sie lediglich dafür, dass Sie in der Falle bleiben. Und in der Falle bleibt man nur deshalb, weil man Angst vor dem Erfolg hat. Wenn Sie die Angst vor dem Erfolg noch nicht überwunden haben, lesen Sie noch einmal Kapitel 7. Sie müssen unbedingt jegliche Zweifel hinsichtlich Ihrer Aufhörentscheidung abstellen.

HEIMLICH ESSEN

Beim heimlichen Essen ist das ganze Leben eine Lüge. Wer heimlich isst, lügt sich selbst vor, dass Junkfood Genuss oder Trost verschafft, und tut anderen Menschen gegenüber so, als würde man gar kein Junkfood essen. Aus Scham gibt man sich größte Mühe, das Essverhalten vor seinen Mitmenschen zu verbergen.

Diese ständige Heimlichtuerei ist äußerst anstrengend und kann dazu führen, dass man immer größere Risiken eingeht. Außerdem schadet es der Selbstachtung, sodass Einsamkeit und Angstgefühl sich verschärfen.

Wer aus emotionalen Gründen isst, tut das immer in einem gewissen Maße heimlich. Sie müssen sich selbst etwas vorlügen, da Ihr Essverhalten gegen jegliche Logik verstößt. Sie wissen, wie unsinnig es ist. Sie wünschen sich, damit aufhören zu können, und begreifen nicht, warum Ihnen das nicht gelingt. Wenn Sie sich Ihr Problem ungeschönt eingestehen würden, müssten Sie zugeben, dass es Ihnen weder Genuss noch Trost verschafft, doch dazu sind Sie nicht in der Lage, weil das Ihr einziger Grund ist.

Dass Sie sich niemals wieder selbst belügen müssen, zählt zu den schönsten Folgen der Flucht aus der Falle. Das Gefühl der Befreiung von Betrug und Sklaverei ist unvergleichlich.

MÄNNER UND FRAUEN

Nach gängiger Meinung betrifft emotionales Essen in erster Linie Frauen. Zeitungen und Zeitschriften berichten meist aus weiblicher Sicht und illustrieren die Beiträge mit Bildern von Frauen. Männer sind jedoch von Geburt an der gleichen Gehirnwäsche ausgesetzt und leiden ebenfalls unter emotionalem Essen.

Der Druck und die Vorurteile, die mit dem Konsum von Junkfood verbunden sind, betreffen Männer und Frauen in unterschiedlicher Weise. In der Vergangenheit wurde von Frauen in stärkerem Maße erwartet, dass sie auf ihre Figur achten, sich bewusster ernähren und besser beherrschen. Aufgeklärtere Ansichten konnten sich erst in jüngster Zeit durchsetzen. Bei Männern dagegen wurde übermäßiges Essen eher gesellschaftlich akzeptiert. Männer neigen zu Extremen, Männer greifen kräftig zu, Männer haben dicke Bäuche.

Allmählich jedoch erkennt die Gesellschaft, dass Probleme mit emotionalem Essen auch Männer betreffen. Übergewicht ist für Männer nicht angenehmer als für Frauen. Abgesehen vom Gewicht sind mangelnde Kontrolle über die eigene Ernährung, Essattacken und das Gefühl, einfach nicht aufhören zu können, obwohl man das möchte, für beide Geschlechter gleichermaßen belastend.

Emotionales Essen ist mit einem starken Stigma behaftet, und wer davon betroffen ist, fühlt sich genötigt, seine Sucht zu verheimlichen und im Verborgenen zu essen. Gleichzeitig stehen heutzutage alle Menschen unter größerem Druck als je zuvor und suchen deshalb immer häufiger Trost bei Nahrung.

Wichtig ist dabei, dass Ihr Problem mit emotionalem Essen nichts damit zu tun hat, ob Sie männlich oder weiblich sind. Die Illusionen, die Sie in der Falle gefangen halten, sind für jeden Menschen gleich.

Wenn Sie die Gehirnwäsche rückgängig machen, sollten Sie auch darauf achten, wie die Junkfood-Branche systematisch bestimmte Bevölkerungsgruppen anspricht. Manche Produkte richten sich vornehmlich an Frauen, andere hauptsächlich an Männer. Machen Sie sich klar, dass Sie ganz gezielt angesprochen werden, und wenn Sie feststellen, dass Sie nach einem bestimmten Junkfood süchtig sind, liegt das ganz sicher daran, dass jemand genau das beabsichtigt hat. Die Junkfood-Industrie, und damit meine ich auch Supermärkte, zählt zu den durchtriebensten und gnadenlosesten Vermarktungsmaschinen auf diesem Planeten.

Sie greifen nicht zu Nahrung, weil Sie schwach, suchtanfällig, disziplinlos oder Ähnliches sind. Weder ein Charakterfehler noch Ihre DNA sind schuld daran, sondern das große Monster in Ihrem Gehirn, das Sie mit Fehlinformationen bombardiert, sobald Sie das leiseste emotionale Bedürfnis verspüren.

HIN UND WIEDER

Manche Menschen sind offenbar in der Lage, hin und wieder Junkfood zu essen, ohne davon versklavt zu werden. Diese Personen können Ihre Aufhörbemühungen beeinträchtigen, da sie das Gefühl vermitteln, Ihr persönlicher Fall sei anders und Ihr Problem ließe sich nicht kontrollieren. Wer nur hin und wieder Junkfood isst, hat das Essverhalten jedoch keineswegs besser unter Kontrolle als Sie selbst. Auch diese Leute glauben, dass Junkfood Genuss oder Trost verschafft. Nur ist das Verlangen bei ihnen aus unterschiedlichen Gründen – vielleicht, weil ihr Leben nicht so belastend ist – weniger stark ausgeprägt als bei Ihnen selbst.

Sicher kennen Sie die gängige Meinung, in Maßen sei alles in Ordnung. Dahinter steckt der Gedanke, solange man es nicht übertreibe, könne man zu sich nehmen, worauf man Appetit hat.

In körperlicher Hinsicht ist das nicht von der Hand zu weisen. Ich habe bereits erläutert, dass der menschliche Körper eine unglaubliche Maschine ist, die sich von Ernährungsfehlern erstaunlich gut erholt. Wenn Sie hin und wieder ein Cremetörtchen essen, werden Sie sicher nicht daran sterben, aber es ist auch nicht förderlich. Übertragen Sie dieses Argument auf das Rauchen und andere Drogen, dann wird »Konsum in Maßen« schon bedenklicher. Würden Sie einem Menschen, der Ihnen am Herzen liegt, etwa raten: »Probier ruhig ein bisschen Heroin, in Maßen wird es nicht schaden«?

Dass ehemals Süchtige wieder in die Falle geraten, geschieht hauptsächlich aus zwei Gründen. Zum einen haben sie die Gehirnwäsche niemals richtig beseitigt und verspüren deshalb stets ein wenig Verzicht. Zum anderen sind sie sich irgendwann so sicher, dass sie ihre Sucht überwunden haben, dass sie meinen, sie könnten sich hin und wieder eine Dosis erlauben, ohne wieder süchtig zu werden.

Allein die Tatsache, dass sie überhaupt noch Interesse an der Droge haben, zeigt jedoch, dass sie die Gehirnwäsche nicht überwunden haben. Der Kreislauf der Sucht lauert nur darauf, wieder loszugehen. Jeder Mensch, der aus emotionalen Gründen isst, wünscht sich, weniger essen zu können, und beneidet deshalb all jene, die den Anschein machen, ihr Essverhalten im Griff zu haben. Doch das ist eine Illusion, denn auch sie kämpfen ständig gegen den Kreislauf der Sucht an.

Tief in ihrem Inneren wissen sie, dass Junkfood weder Genuss noch Trost verschafft, sonst würden sie es ständig essen. Gleichzeitig bezweifeln sie, dass sie ohne Junkfood glücklich sein können, denn warum sollten sie sonst immer wieder danach greifen?

Wenn Sie meinen, es gäbe eine gemütliche Alternative, bei der man weder komplett ohne Junkfood lebt noch ein Leben lang süchtig danach ist – also fröhlich hin und wieder Junkfood essen kann – möchte ich Ihnen eine einfache Frage stellen: Warum tun Sie das nicht bereits?

Wenn ich dafür sorgen könnte, dass Sie für den Rest Ihres Lebens nur noch einmal pro Woche Junkfood essen, würden Sie sich darauf einlassen? Oder besser noch, stellen Sie sich vor, ich könnte dafür sorgen, dass Sie Ihr Essverhalten uneingeschränkt im Griff haben und nur noch dann Junkfood essen, wenn Sie es wirklich wollen. Das ist doch ein verlockendes Angebot, oder?

Aber genau das tun Sie bereits!

Wurden Sie jemals dazu gezwungen, Junkfood zu essen? Ist es nicht vielmehr so, dass Sie Junkfood essen, weil Sie es wollen, auch wenn Sie sich insgeheim wünschen, Sie würden es nicht tun?

Wer sich nur hin und wieder eine Essattacke erlaubt, schafft sich selbst eine Reihe ernster Probleme:

1. Die Sucht nach Junkfood bleibt bestehen.
2. Das Leben wird vom Warten auf die nächste Dosis bestimmt.
3. Statt dem Verlangen jederzeit nachzugeben, wird das Unbehagen tapfer ertragen, sodass man ständige Unruhe verspürt.
4. Die Illusion, dass Junkfood Genuss oder Trost bedeutet, wird verstärkt.

Vielleicht erscheint es Ihnen verlockend, nur hin und wieder den Drang nach Junkfood zu verspüren. Aber wäre es nicht viel schöner, niemals Verlangen danach zu haben? Sie essen nur deshalb häufiger Junkfood, als Sie eigentlich wollen, weil Sie nicht zufrieden sind, wenn Sie weniger essen. Solange Sie überzeugt davon sind, dass

Junkfood Genuss oder Trost bedeutet, verspüren Sie den natürlichen Drang nach mehr. Doch damit sind Sie ebenfalls unglücklich. So teuflisch genial ist die Falle: Solange Sie darin stecken, spielt es keine Rolle, wie viel Sie konsumieren, denn Sie fühlen sich so oder so schlecht.

GLÜCKLICH KÖNNEN SIE NUR WERDEN,
WENN SIE SICH VON JUNKFOOD WEDER GENUSS
NOCH TROST VERSPRECHEN.

REDUZIEREN UND ERSATZSTOFFE

Wenn man mit der Methode Willenskraft aufhört, wird der Konsum üblicherweise nicht abrupt eingestellt, sondern allmählich reduziert. Dahinter steckt die Theorie, dass der Körper lernen soll, mit immer kleineren Mengen zurechtzukommen, bis es nur noch ein kleiner Schritt zum kompletten Aufhören ist.

Gleichzeitig wird dazu geraten, Ersatzstoffe zu verwenden, um die Entzugsphase zu lindern, zum Beispiel Methadon bei einer Heroinsucht, Nikotinpflaster oder -kaugummi beim Rauchen, Süßstoff bei Zuckersucht.

Easyway ist anders. Bei dieser Methode wird nicht reduziert, Ersatzstoffe sind nicht nötig. Ich habe die Methode aus einem einfachen Grund so konzipiert:

EINSCHRÄNKUNG UND ERSATZSTOFFE
FUNKTIONIEREN NICHT.

Meine zahlreichen vergeblichen Versuche, mit dem Rauchen aufzuhören, haben mir das deutlich gemacht. Glauben Sie mir, ich habe alles versucht. Ich konnte den Konsum einschränken, mich jedoch niemals komplett befreien, und letztendlich geriet ich jedes Mal tiefer in die Falle als zuvor. Je weniger ich rauchte, desto größer wurde mein Verlangen nach Zigaretten. Das war für mich unerklärlich und äußerst frustrierend, aber nachdem ich den Augenblick der Offenbarung erlebt und die Sucht durchschaut hatte, wurde mir der Grund sonnenklar.

Eine Einschränkung des Konsums verhindert aus zwei Gründen, dass man sich dauerhaft aus der Sucht befreit:

1. Sie erhöht die Bedeutung der einzelnen Dosis.
2. Sie schwächt die Entschlossenheit, endgültig aufzuhören.

Eine Einschränkung des Konsums erhöht die Illusion von Genuss, denn je länger man das Verlangen erduldet, desto größer das Gefühl von Genuss, wenn man schließlich nachgibt. Wenn Ihnen das verlockend erscheint, überlegen Sie bitte genau. Das Gefühl von Genuss lässt sich nur steigern, indem man das Leiden steigert.

Das ist so, als würde man immer engere Schuhe tragen, damit es umso angenehmer ist, sie wieder auszuziehen. Niemand genießt das Leiden, süchtig nach Junkfood zu sein. Man verspürt den ständigen Drang, sich zu kratzen, und je mehr man kratzt, desto stärker wird der Juckreiz.

Deshalb ist eine Einschränkung des Konsums nicht

nachhaltig und führt in der Regel dazu, dass Sie mehr Junkfood essen als zuvor.

Auch Ersatzstoffe sind aus zwei wichtigen Gründen kontraproduktiv:

1. Sie verstärken den Mythos, dass Entzug eine Qual ist.
2. Sie sorgen dafür, dass das große Monster lebendig bleibt und Sie Verzicht verspüren.

Mit dem Thema Entzug werden wir uns im nächsten Kapitel genauer befassen. Wichtig ist dabei, dass Sie sich gut einprägen, dass nicht Ihr Körper Hilfe bei der Befreiung benötigt, sondern Ihr Geist. Ihren Geist können Sie nur von der Tyrannei der Sucht befreien, indem Sie das große Monster töten.

Bald werden Sie erleben, wie wunderbar dieser Augenblick ist. Sie werden sofort erkennen, dass Sie frei sind, und die Vorstellung, Ihren Konsum einzuschränken, wird Ihnen lächerlich erscheinen. Warum sollten Sie aus dem Gefängnis kriechen, statt es mit einem einzigen triumphierenden Schritt zu verlassen?

16. Entzug

In diesem Kapitel

- Ein leichtes, ganz alltägliches Gefühl
- Die Panik
- Den Entzug genießen
- Wann kann ich mich entspannen?
- Kein Hintertürchen

Zu den Mythen, die Süchtige an einem Fluchtversuch hindern, gehört derjenige, dass ein Entkommen mühsam und qualvoll ist. Wie so viele Aspekte einer Sucht beruht jedoch auch die Angst vor dem Entzug auf falschen Annahmen. Wer mit Easyway aufhört, empfindet die Entzugssymptome als Genuss und nicht als Qual.

Entzug ist ein interessanter Begriff. Wir bringen ihn mit der Überwindung einer Sucht in Verbindung, dabei gehört er zu ihren wesentlichen Bestandteilen. Nach jedem Verzehr von Junkfood treten Entzugserscheinungen auf, sobald das erste Hochgefühl abebbt und die Wirkung nachlässt, sodass ein Gefühl der Leere und Unruhe entsteht.

Weil Sie dieses Gefühl der Leere und Unruhe abstellen wollen, denken Sie schon bald an Ihre nächste Dosis.

Körperlich ist dieses Gefühl so schwach, dass Sie es

kaum spüren. Das ist das kleine Monster. Wenn Sie sich mit anderen Dingen ablenken, nehmen Sie es unter Umständen gar nicht richtig wahr. Allerdings weckt dieses Gefühl das große Monster in Ihrem Gehirn, und dann wird der Drang, das Verlangen zu stillen, allmählich übermächtig.

Wenn Sie also fürchten, dass Aufhören schwierig ist, weil Sie dann einen quälenden Entzug durchmachen müssen, fürchten Sie in Wirklichkeit ein harmloses Gefühl, das Sie bereits mehrmals täglich empfinden und das nicht schlimmer ist als ein leichter Juckreiz. Der Entzug vom schlechten Zucker ist kaum wahrnehmbar; unangenehm wird er nur, wenn er das große Monster aktiviert und Sie dem emotionalen Essen nachtrauern.

DIE PANIK

Die meisten Menschen, die aus emotionalen Gründen essen, kennen das Gefühl der »Panik« nur zu gut. Es setzt ein, wenn man Entzugssymptome verspürt und nicht weiß, wann man die Gelegenheit bekommt, Junkfood zu essen. Viele Betroffene treffen gründliche Vorbereitungen, um eine solche Situation zu vermeiden, und legen sich umfassende Vorräte an Snacks und Süßigkeiten an.

Wer so fest entschlossen ist, jeglichen Entzug zu verhindern, gerät natürlich immer tiefer in die Falle. Die Pausen zwischen den einzelnen »Dosen« werden immer kürzer, bis schließlich fast ununterbrochen konsumiert wird, wie beim Kettenrauchen. Das beantwortet die frühere Frage, warum die Sucht bei manchen Menschen stärker ausgeprägt ist als bei anderen. Die Angst vor dem Entzug beschleunigt den Kreislauf der Sucht.

Entzug ist nicht qualvoll, aber solange man das befürchtet, setzt man alles daran, ihn zu vermeiden. Panik entsteht nicht durch Qualen, sondern durch die Angst davor. In Wirklichkeit gibt es nämlich überhaupt keine Qualen.

Das mag der gängigen Meinung widersprechen, denn wer online danach sucht, stößt rasch auf eine Reihe von Entzugssymptomen, die einen Aufhörversuch sehr abschreckend wirken lassen. Zu diesen Symptomen zählen:

- Müdigkeit
- Kopfschmerzen
- Magenbeschwerden
- Schwache, schmerzende Muskeln
- Herzrasen
- Zittern
- Schweißausbrüche
- Frösteln
- Atembeschwerden

Wer mit der Easyway-Methode aufhört, erlebt keine dieser Symptome, denn sie zeugen allesamt von chronischer Angst und werden durch die Panik ausgelöst, die aus der Angst vor dem Entzug und dem Gefühl des Verzichts auf etwas Angenehmes oder Tröstliches entsteht. Mit anderen Worten:

DIE ANGST VOR ENTZUGSSYMPTOMEN BEWIRKT, DASS DIESE SYMPTOME AUFTRETEN.

Aber gehen wir einmal davon aus, dass Sie tatsächlich die genannten Symptome erleiden. Müsste man davor wirklich Angst haben? Ganz ähnliche Symptome treten bei der Grippe auf. Sicherlich hatten Sie schon einmal die Grippe, und es ist gut möglich, dass es Sie irgendwann wieder erwischen wird. Grippe ist furchtbar, aber geraten Sie bei dem Gedanken daran in Panik? Sie wissen, dass Sie die Krankheit überstehen werden. Würden Sie nicht eine kurze Grippephase in Kauf nehmen, um Ihre Sucht nach Junkfood loszuwerden?

In Wirklichkeit sind Sie bestens in der Lage, sogar erhebliche Schmerzen auszuhalten. Probieren Sie das einmal aus. Graben Sie sich die Fingernägel in den Unterarm und drücken Sie immer fester zu. Sie werden feststellen, dass Sie beträchtliche Schmerzen aushalten können, ohne Angst oder Panik zu verspüren. Das liegt daran, dass Sie selbst die Kontrolle haben. Sie wissen, was die Schmerzen auslöst und dass Sie diese jederzeit abstellen können.

Nun stellen Sie sich bitte vor, Sie hätten die Schmerzen im Unterarm nicht selbst ausgelöst, sondern wüssten nicht, welche Ursache sie haben und wie schlimm sie noch werden. In diesem Fall würden Sie in Panik geraten. Nicht der Schmerz an sich ist unerträglich, sondern die Angst, die entsteht, wenn Sie weder deren Grund noch mögliche Folgen kennen. Oft geraten wir sogar schon beim geringsten Unbehagen in Panik, wenn wir nicht wissen, woher es kommt, und befürchten, dass es auf etwas Ernstes hindeuten könnte.

Sicher wissen Sie, wie Süchtige sich verhalten, wenn sie ihre gewohnte Dosis nicht bekommen. Sie werden nervös, unruhig und zeigen bestimmte Ticks, können zum Beispiel die Hände nicht stillhalten oder knirschen mit den Zähnen. Diese Unruhe wird durch ein Gefühl der Leere und Unsicherheit ausgelöst, das rasch in Verärgerung, Reizbarkeit, Angst, Wut, Furcht und Panik umschlagen kann.

Machen Sie sich ganz klar, dass Junkfood dieses Gefühl nicht lindert, sondern auslöst. Sofern Sie das verstehen, werden Sie bei der Vorstellung, so etwas künftig nicht mehr zu essen, keine Panik verspüren.

Alle Süchtigen, die mit Easyway aufhören, überstehen die Entzugsphase ganz leicht, weil ihnen klar ist, dass das Gefühl der Leere und Unsicherheit durch Junkfood ausgelöst wurde und bald vergehen wird. Außerdem haben sie begriffen, dass dieses Gefühl unweigerlich ein Leben lang andauern wird, wenn sie weiter Junkfood konsumieren.

Statt Panik verspüren sie deshalb das wunderbare Gefühl der Freiheit.

DEN ENTZUG GENIESSEN

Nachdem Sie das Ritual des letzten Festmahls abgeschlossen haben, werden Sie ein paar Tage lang Verlangen verspüren. Sie wissen ja, dass es sich dabei nicht um körperliche Schmerzen handelt, sondern lediglich um die schwachen Rufe des kleinen Monsters, das gefüttert werden will. Sie könnten diese Empfindung leicht ignorieren, aber bitte tun Sie das nicht.

Jetzt sollten Sie sich vor Augen führen, dass das kleine Monster entstanden ist, als Sie zum ersten Mal Junkfood aßen, und sich seither von jedem Happen Junkfood ernährt hat, den Sie zu sich nahmen. Sobald Sie damit aufhören, kappen Sie ihm den Nachschub, und das böse kleine Monster verhungert allmählich.

Bei seinen Todeszuckungen wird es versuchen, Sie dazu zu verleiten, es erneut zu füttern. Rufen Sie sich bildlich vor Augen, wie dieser Parasit immer schwächer und schwächer wird, und genießen Sie es, ihn verhungern zu lassen. Sie wissen ja, nicht Sie selbst müssen hungern, sondern nur das kleine Monster. Wenn Sie echten Hunger verspüren, essen Sie etwas, aber kein Junkfood. Wenn Sie das kleine Monster des emotionalen Essens wahrnehmen, können Sie zufrieden lächeln und es wegpusten wie eine Fluse von Ihrer Schulter.

Prägen Sie sich dieses Bild gut ein und sorgen Sie dafür, dass Sie sich von den Todeszuckungen nicht weismachen lassen, Sie bräuchten einen Snack. Damit würde sich das Gefühl lediglich in die Länge ziehen.

Dass das kleine Monster stirbt, darf Ihnen sadistische Freude bereiten. Selbst wenn Sie ein paar Tage lang tatsächlich Appetit auf einen Snack haben, machen Sie sich bitte keine Sorgen. Das zeigt nur, dass das kleine Monster alle Hebel in Bewegung setzt, um Sie in Versuchung zu führen. Ohne das große Monster ist es machtlos, und es wird Ihnen leichtfallen, es verhungern zu lassen.

WANN KANN ICH MICH ENTSPANNEN?

Gut möglich, dass Sie denken: »Schön und gut, aber wie lange wird das dauern? Ich kann das nicht rund um die Uhr aushalten.«

Sobald Sie das große Monster getötet haben, dürfen Sie sich darüber freuen, dass Sie die Sucht nach emotionalem Essen überwunden haben. Anders als bei der Methode Willenskraft müssen Sie mit Easyway nicht darauf warten, dass etwas *nicht* geschieht.

In der Regel dauert es ein paar Tage, bis der körperliche Entzug überstanden ist. Dann, etwa drei Wochen später, kommt ein Augenblick, in dem Ihnen auf einmal klar wird, dass Sie schon eine ganze Weile nicht an Junkfood gedacht haben. Wenn Sie mit der Methode Willenskraft aufhören, ist das ein gefährlicher Moment. Sie fühlen sich super. Sie fühlen sich stark. Sie glauben, alles im Griff zu haben. Das ist ein Grund zum Feiern. Sicher ist es nicht so schlimm, sich eine kleine Belohnung zu gönnen ... Aber das große Monster ist noch nicht tot. Früher oder später wird es Sie zurück in die Falle zerren.

Mit der Easyway-Methode jedoch glauben Sie nicht, ein Opfer gebracht zu haben, und verspüren deshalb nicht den Drang, Ihren Erfolg mit Junkfood zu feiern. Sobald Sie Ihr letztes Festmahl abgeschlossen haben und spüren, dass das Verlangen verschwunden ist, können Sie sich entspannen. Die Entzugssymptome wecken in Ihnen keinen Appetit auf einen Snack, stattdessen freuen Sie sich: »Hurra! Ich bin frei! Dieses Elend ist ein für alle Mal vorbei.«

KEIN HINTERTÜRCHEN

Manche Süchtige, die erkennen, dass sie nur die Angst vor dem Erfolg zurückhält, versuchen, diese Angst zu lindern, indem sie sich einreden, sie könnten schließlich jederzeit wieder anfangen, wenn ihnen der Entzug zu schwerfällt – das Aufhören müsse nicht für immer sein.

Wer mit dieser Einstellung anfängt, wird früher oder später scheitern. Starten Sie vielmehr mit der Gewissheit, dass Sie sich für immer befreien werden. Um diese Gewissheit zu erreichen, müssen Sie erst die Angst und die Panik abstellen.

17. Die Kontrolle übernehmen

In diesem Kapitel

- Flucht aus der Sklaverei
- Die Entscheidung liegt bei Ihnen
- Gut aufpassen
- Das große Monster töten
- Die richtige Einstellung
- Die gute Nachricht verbreiten

Emotionales Essen ist in vielerlei Hinsicht eine Qual. Besonders schlimm ist jedoch das Gefühl, sich nicht im Griff zu haben. Dieses Buch will Ihnen nicht nur helfen, Ihre Essstörung zu überwinden, sondern Ihnen auch ermöglichen, Nahrung wieder zu genießen und wieder das Gefühl zu haben, selbst zu kontrollieren, was und wann Sie essen. Dabei handelt es sich nicht um die eingeschränkte, disziplinierte, von Verlangen geprägte Kontrolle, um die Sie ständig bemüht waren, als Sie noch aus emotionalen Gründen aßen, sondern das befreiende, zuversichtliche Bewusstsein, dass Sie Ihre Lieblingsnahrung essen können. Jetzt ist es an der Zeit, wieder die Kontrolle zu übernehmen und aus der Sklaverei zu entkommen.

Fragt man Menschen, die aus emotionalen Gründen essen, weshalb sie damit aufhören wollen, wird meist das Körpergewicht genannt. Die Folgen für die Figur und die Fitness, die drohende Fettleibigkeit, die Gefahr einer Diabetes-Erkrankung – all das verursacht Stress und Elend und ist allein deshalb schon ein guter Grund, um das Essverhalten zu ändern.

Oft wollen die Betroffenen das emotionale Essen auch überwinden, weil es erhebliche soziale Folgen mit sich bringt. Menschen, die aus emotionalen Gründen essen, leiden häufig unter gesellschaftlicher Isolation. Scham und Geheimniskrämerei können dazu führen, dass sie sich selbst zu einer Art Einzelhaft verurteilen, die verheerende Auswirkungen auf Psyche und Verhalten sowie die Beziehung zu Angehörigen und Freunden hat. Wer das Glück hat, diese Entwicklung rechtzeitig zu erkennen, sieht darin oft den nötigen Anreiz, sich aus der Sucht zu befreien.

Wenn man die Betroffenen fragt, weshalb sie aus emotionalen Gründen essen, reagieren sie fast immer abwehrend und negativ. Offenbar gibt es keine positiven Gründe für ihr Verhalten, deshalb finden sie Ausreden dafür, dass sie noch nicht aufgehört haben.

»Oh, ich bin eben schokosüchtig.«

»Man kann schließlich nicht nur von Grünzeug leben.«

»Wozu lebe ich, wenn ich mir nicht hin und wieder etwas gönne?«

Ganz andere Gründe hört man dagegen, wenn man jemanden fragt, warum er gerne Fußball spielt oder ins Kino geht, Kunstgalerien besucht oder Musik hört. Von Dingen, die echten Genuss bereiten, wird meist geradezu geschwärmt. Niemand erfindet Ausreden, die erklären sollen, weshalb man davon nicht genug bekommt. Eine abwehrende Haltung ist ein sicherer Hinweis darauf, dass den Betroffenen klar ist, dass sie die Kontrolle verloren haben.

Obwohl wir unablässig mit Fehlinformationen bombardiert werden, die dafür sorgen sollen, dass wir zu Junkfood greifen, kennen alle, die aus emotionalen Gründen essen, viele gute Argumente, die dagegen sprechen. Deshalb unternehmen sie immer wieder neue Versuche, damit aufzuhören oder den Junkfood-Konsum zu reduzieren. Doch erst dann, wenn sie ihre Essstörung tatsächlich überwunden haben, erkennen sie den allergrößten Vorteil, den das mit sich bringt:

BEFREIUNG AUS DER SKLAVEREI.

Wenn Sie aus emotionalen Gründen essen, ist die Verlockung des Junkfoods so groß, dass Ihnen jede noch so dürftige Ausrede recht ist, um Ihr Verhalten fortzusetzen und die Augen davor zu verschließen, dass Aufhören die logische Konsequenz wäre.

Obwohl Sie wissen, dass Ihnen die Kontrolle entglitten ist, und diese Situation verabscheuen, schrecken Sie davor zurück, gegen die Sklaverei anzugehen.

Süchtige gestehen sich die eigene Unfreiheit nur ungern ein. Äußerst willensstarke Menschen, die ihr Leben in vielerlei Hinsicht bestens im Griff haben, sind von der Sucht meist besonders stark betroffen und empfinden es als unerträglich, dass sie von einer Sache kontrolliert werden, die sie verachten.

Aus diesem Grund gehen wir davon aus, dass es uns gelingen müsste, eine Sucht mit bloßer Willenskraft zu überwinden – und deshalb sind wir deprimiert und verärgert, wenn wir damit scheitern.

Der Schlüssel, der Süchtigen den Weg in die Freiheit eröffnet, ist die Erkenntnis, dass die Zeit der Versklavung endgültig vorbei ist:

- Sie müssen sich nicht mehr von Nahrungsmitteln versklaven lassen, die Ihnen keinerlei Vorteil bringen.
- Sie werden nichts vermissen.
- Sie werden das Leben mehr genießen.
- Sie werden mit Stress besser zurechtkommen.
- Sie müssen kein schreckliches Trauma überstehen, um sich zu befreien.

DIE ENTSCHEIDUNG LIEGT BEI IHNEN

Wer aus emotionalen Gründen isst, tut das immer aus freien Stücken. Niemand zwingt Sie dazu. Immer, wenn Sie zu einem Stück Kuchen oder einem Keks greifen, treffen Sie selbst die Entscheidung. Aber wie kann jemand, der keine Kontrolle hat, überhaupt frei entscheiden?

Wenn Sie süchtig sind, haben Sie die Kontrolle verloren und kämpfen unablässig mit aller Kraft darum, diese wiederzugewinnen. Die Entscheidung für Junkfood treffen Sie trotzdem selbst. Alle Süchtigen werden zu der Annahme verleitet, dass sie die Alternative wählen, die ihnen guttut. Sie wägen die bekannten Risiken gegen die Überzeugung ab, Aufhören sei schwer, und kommen zu dem Schluss, dass es besser ist, in der Falle zu bleiben.

Obwohl sie sich dafür verachten, wäre die Alternative noch schlimmer – zumindest hat man ihnen das weisgemacht.

Dieses ständige Ringen zwischen Logik und Illusion läuft im Kopf aller Süchtigen ab und ist so verzwickt, dass man sich dumm und jämmerlich vorkommt. So fühlt sich niemand gerne, deshalb verleugnen die Betroffenen ihren Zustand und stecken den Kopf in den Sand, um sich nicht mit der schmerzlichen Wahrheit auseinandersetzen zu müssen: der hoffnungslosen, jämmerlichen Versklavung durch das Junkfood. Statt sich dieser unangenehmen Realität zu stellen und den Weg in die Freiheit zu wählen – indem sie kein Junkfood mehr essen –, suchen sie nach Ausreden, um sich nicht ändern zu müssen.

Erst wenn man sich seine Lage eingesteht und zugibt, dass man in die Sklaverei geraten ist, kann man aus der Falle entkommen. Die Kontrolle lässt sich nur wiedergewinnen, wenn man erkennt und versteht, dass man bislang vom Junkfood kontrolliert wurde und dass Nahrung die Ursache und nicht die Lösung für das Problem ist.

GUT AUFPASSEN

Damit Sie wieder die Kontrolle übernehmen, ist es wichtig, dass Sie die Entzugssymptome genießen. Die Rufe des kleinen Monsters lösen dann keinen Appetit auf einen Snack mehr aus, sondern bewirken, dass Sie denken: »Super, das kleine Monster leidet und wird bald sterben. Ich gewinne.«

Der erste positive Schritt zu einem gesunden Essverhalten bestand darin, dass Sie dieses Buch zur Hand genommen haben. Sie hatten die Wahl: den Kopf in den Sand zu stecken und immer tiefer in die Falle zu taumeln oder positive Schritte zu unternehmen, um Ihr Problem zu lösen. Sie haben sich für den positiven Weg entschieden. Vielleicht haben Sie den Eindruck, seitdem schon viel erreicht zu haben. Treffen Sie weiter positive Entscheidungen, dann werden Sie bald den Augenblick der Offenbarung erleben.

Das letzte Festmahl steht nun unmittelbar bevor, deshalb möchte ich Ihnen noch einmal drei sehr wichtige Fakten in Erinnerung rufen:

1. **Junkfood bringt Ihnen keinerlei Vorteil.**
   Das müssen Sie unbedingt begreifen und akzeptieren, damit Sie niemals ein Gefühl von Verzicht verspüren.

2. **Sie müssen keine Übergangsphase überstehen.**
   Bei Drogensüchten spricht man in diesem Zusammenhang häufig von der »Entzugsphase«. Wer mit Easyway

aufhört, muss jedoch keine Entzugsphase durchmachen. Ja, es mag eine Weile dauern, bis die Schäden, die durch Ihr übermäßiges Essen entstanden sind, behoben sind, aber sobald Sie nicht mehr glauben, dass Junkfood Ihnen Genuss oder Trost verschafft, haben Sie sich befreit. Sie müssen nicht darauf warten, dass etwas *nicht* geschieht.

3. **Es gibt kein »nur einmal« oder »gelegentliche Ausrutscher«.**
   Wenn Ihnen Junkfood nach wie vor verlockend erscheint, ist das große Monster noch am Leben. Sie müssen jegliches Verlangen nach Junkfood abstellen, also verstehen und glauben, dass es Ihnen keinerlei Vorteil bringt. Machen Sie sich keine Sorgen, wenn Ihnen der Gedanke an Junkfood in den Sinn kommt – solange Sie dann lächeln und Ihre Freiheit genießen, ist das kein Problem.

DAS GROSSE MONSTER TÖTEN

Seltsamerweise leiden viele Süchtige unter der Illusion, dass ihrem Leben ohne die Sucht etwas fehlen würde. Sie reden sich ein, die Sucht sei ihr Freund, ihr Vertrauter, ihre Unterstützung, ja sogar ein Teil ihrer Identität. Und deshalb fürchten sie, dass sie beim Aufhören nicht nur ihren treusten Begleiter verlieren, sondern auch einen Teil ihres Selbst.

Dass man etwas, das so unglücklich macht, als Freund betrachtet, zeigt ganz deutlich, wie stark die Gehirnwäsche die Realität verzerrt.

Wenn man einen Freund verliert, trauert man. Irgendwann verarbeitet man den Verlust, und das Leben geht weiter, doch es bleibt eine echte Lücke, die sich niemals richtig füllen lässt. Das ist nicht zu ändern. Man muss die Situation letztendlich akzeptieren, und genau das tut man, obwohl es immer noch wehtut.

Wenn Süchtige versuchen, mit Willenskraft aufzuhören, haben sie das Gefühl, einen Freund zu verlieren. Sie wissen, dass Aufhören die richtige Entscheidung ist, doch sie leiden dennoch unter einem Gefühl von Verzicht und schaffen so eine Lücke in ihrem Leben. Sie fühlen sich, als würden sie um einen Freund trauern, dabei ist dieser falsche Freund nicht einmal tot. Die Anbieter von Junkfood sorgen dafür, dass diese gequälten Seelen für den Rest ihres Lebens der Verlockung verbotener Früchte ausgesetzt sind. Können Sie sich vorstellen, dem Dieb nachzutrauern, der sich als Freund ausgab, um Sie bestehlen zu können? Er hat Sie nicht nur bestohlen, sondern noch dazu gedemütigt und sich über Sie lustig gemacht. Seit Sie die Wahrheit kennen, haben Sie nur noch Verachtung für ihn übrig.

Die Befreiung von einem Todfeind – dem großen Monster, das Ihnen weismacht, dass Sie Junkfood brauchen – ist kein Grund zum Trauern. Ganz im Gegenteil, Sie können sich von Anfang an freuen und feiern … und sich dann den Rest Ihres Lebens weiter freuen und feiern.

Deshalb müssen Sie sich unbedingt darüber im Klaren sein, dass Junkfood nicht Ihr Freund ist und die Sucht danach kein Teil Ihrer Identität. Das war sie noch nie. Im Gegenteil: Sie ist Ihr Todfeind, und wenn Sie diesen loswerden, verzichten Sie auf nichts, sondern sichern sich wunderbare Vorteile.

Davon muss ich Sie nicht schriftlich überzeugen. Wenn Sie das große Monster getötet haben, werden Sie das auf der Stelle selbst erkennen.

Die Antwort auf die Frage »Wann werde ich frei sein?« lautet also »Sobald Sie wollen«. Sie können während der nächsten Tage oder auch den Rest Ihres Lebens weiterhin glauben, dass Junkfood Ihr Freund ist, und sich fragen, wann Sie es endlich nicht mehr vermissen werden. Wenn Sie das tun, werden Sie unglücklich sein, und der Wunsch danach wird Sie vielleicht niemals loslassen, sodass Sie entweder für den Rest Ihres Lebens ein Gefühl von Verzicht verspüren oder wieder in die Falle geraten und sich noch schlechter fühlen.

Alternativ können Sie Junkfood als Todfeind erkennen und sich freuen, dass Sie ihn aus Ihrem Leben verbannt haben. Dann brauchen Sie sich nie wieder danach zu sehnen, und wenn Sie daran denken, werden Sie glücklich sein, dass die Sucht Ihr Leben nicht mehr ruiniert.

Im Gegensatz zu Leuten, die mit der Methode Willenskraft aufhören, werden Sie gerne an Ihren alten Feind zurückdenken und müssen den Gedanken daran nicht aus Ihrem Kopf verbannen. Das wäre sogar ein großer Fehler, denn wenn man versucht, *nicht* an etwas zu denken, wird man davon geradezu besessen. Wenn man Ihnen sagt,

Sie sollten nicht an Elefanten denken, was kommt Ihnen dann sofort in den Sinn?

Genau!

Sie müssen das Thema Junkfood also nicht verdrängen. Ganz im Gegenteil, Sie können den Gedanken an Ihren alten Feind genießen und sich darüber freuen, dass er Sie nicht mehr quält.

Bald werde ich Sie bitten, das Ritual des letzten Festmahls durchzuführen. Sobald Sie das getan haben, wird es Ihnen ganz leichtfallen, sich niemals wieder von Junkfood Genuss oder Trost zu erhoffen oder aus emotionalen Gründen zu essen. Und sobald Sie erkennen, dass Sie die Macht haben, damit aufzuhören, werden Sie ein wunderbares Gefühl der Freiheit verspüren.

ECHTE FREIHEIT

DIE RICHTIGE EINSTELLUNG

Vielleicht werden Sie feststellen, dass Sie vor allem in den ersten Tagen vergessen, dass Sie aufgehört haben. Das kann jederzeit geschehen. Vielleicht kommt Ihnen in den Sinn: »Ich hole mir schnell einen Snack«. Dann jedoch fällt Ihnen ein, dass Sie so etwas jetzt nicht mehr machen. Nun aber fragen Sie sich, wieso Ihnen der Gedanke gekommen ist, obwohl Sie sich doch sicher waren, das große Monster getötet zu haben.

Solche Situationen sind für Erfolg oder Misserfolg von entscheidender Bedeutung. Wenn Sie falsch reagieren, kann das katastrophale Folgen haben. Sie könnten ins Grübeln kommen, sich fragen, ob Ihre Aufhörentscheidung wirklich richtig war, und den Glauben an sich verlieren.

Rechnen Sie deshalb mit derartigen Situationen, damit Sie ruhig bleiben und nicht denken »Ich schaffe es nicht«, sondern »Super! Ich muss kein Junkfood mehr essen. Ich bin frei!« Wischen Sie den Gedanken leichthin weg wie eine winzige Fluse auf Ihrer Schulter.

Bedenken Sie auch, dass Sie nach wie vor echten Hunger verspüren werden, besonders dann, wenn Sie sich an meinen Ratschlag halten und auf Ihre Hungeranzeige achten. Echter Hunger ist ein Gefühl der Leere und Unruhe, das den Rufen des kleinen Monsters sehr ähnlich ist. Stellen Sie sich darauf ein, damit Sie die beiden Wahrnehmungen nicht verwechseln. Selbst wenn das große Monster Sie nicht mehr zum Junkfood drängt, kann Ihre alte Routine Sie auf Abwege führen, sodass Sie sich unbewusst nach Junkfood umsehen.

Geraten Sie in solchen Fällen bitte nicht in Panik! Das bedeutet nicht, dass das große Monster noch lebt, sondern lediglich, dass die alte Routine noch in Ihrem Unterbewusstsein verankert ist. Freuen Sie sich darüber, dass Sie das nun nicht mehr nötig haben, achten Sie auf Ihren Hunger und stillen Sie ihn mit Nahrungsmitteln, die richtig satt machen.

Wenn Sie kurzzeitig vergessen, dass Sie kein Junkfood mehr essen, ist das kein schlechtes, sondern ein sehr gutes Zeichen. Es beweist, dass Ihr Leben allmählich wieder so glücklich wird wie damals, als Sie noch nicht süchtig waren und Ihre Existenz nicht vom emotionalen Essen beherrscht wurde.

Wenn Sie mit derartigen Momenten rechnen und darauf vorbereitet sind, werden diese Sie nicht aus der Bahn werfen. Sie sind dann bestens gewappnet. Sie wissen, dass Sie die richtige Entscheidung getroffen haben, und werden sich durch niemanden davon abbringen lassen. Somit geraten Sie in solchen Situationen nicht ins Straucheln, sondern gewinnen daraus Kraft, Sicherheit und großen Genuss, weil Ihnen deutlich wird, wie wunderbar es ist, sich so zu fühlen …

FREI!

DIE GUTE NACHRICHT VERBREITEN

Wenn Sie mit Ihrem Problem offen und ehrlich umgehen, ist das ein untrügliches Zeichen dafür, dass Sie wieder die Kontrolle übernehmen. Sie waren ehrlich zu sich, als Sie sich vornahmen, dieses Buch zu lesen. Warum lassen Sie andere Menschen, vor denen Sie Ihr Problem verheimlicht haben, nicht daran teilhaben?

Vielleicht erscheint es Ihnen unvorstellbar, sich anderen anzuvertrauen. Sie könnten befürchten, dass man den Respekt vor Ihnen verlieren wird. Dabei ist es weitaus wahrscheinlicher, dass man Ihre Ehrlichkeit anerkennen und Sie uneingeschränkt unterstützen wird. Eine Sucht zu verheimlichen ist ungeheuer belastend und schadet Ihrer Selbstachtung.

Außerdem steht zu vermuten, dass die Menschen, die Sie täuschen wollten, in Wirklichkeit schon längst von Ihrer Sucht wissen.

Wundern Sie sich also nicht, wenn Ihr Geständnis für Erleichterung sorgt. Wenn Sie Ihre Freiheit wirklich für sich behalten wollen, dann tun Sie das. Sie können frei entscheiden, was Ihnen am angenehmsten ist.

Das unvergleichliche Gefühl, sich aus der Sklaverei des emotionalen Essens befreit zu haben, wird Sie überwältigen. Die Vorteile sind immens:

- Mehr Zeit für Arbeit und Vergnügen
- Besseres Konzentrationsvermögen
- Besserer Umgang mit Stress
- Fähigkeit, wieder echten Genuss zu verspüren
- Gesünderes Leben
- Klarere, aufgeschlossenere, zufriedenere innere Einstellung
- Echte Kontrolle über das eigene Leben

Jetzt ist es so weit: Sie werden sich aus der Falle des emotionalen Essens befreien.

Herzlichen Glückwunsch! Sie dürfen zu Recht aufgeregt sein. Genießen Sie Ihr Entkommen.

Freuen Sie sich auf die vielen Vorteile, die Sie erwarten. Und wenn Ihnen einmal der Gedanke an Junkfood in den Sinn kommt, bedauern Sie nicht, dass Sie so etwas nicht essen dürfen. Denken Sie stattdessen: »HURRA! Das muss ich jetzt nicht mehr. Ich bin FREI!«

18. Das letzte Festmahl

In diesem Kapitel

- Überprüfen Sie Ihre Einstellung
- Der richtige Zeitpunkt
- Das letzte Festmahl
- Sofortige Gewissheit

Jetzt ist es an der Zeit, sich endgültig zu befreien. Sie haben die richtige Einstellung und verfügen über sämtliche Informationen, die Sie brauchen. Ein Leben voller genussvoller, gesunder Mahlzeiten erwartet Sie. Nun müssen Sie nur noch das Ritual absolvieren, das dafür sorgt, dass Sie diesen Augenblick nie mehr vergessen.

Sie haben viel erreicht. Der Moment der Wahrheit ist gekommen. Wenn Sie sämtliche Anweisungen befolgt haben, sollten Sie es nun kaum erwarten können, das emotionale Essen endlich hinter sich zu lassen. Heute ist der große Tag!

Mittlerweile sollten Sie eine ganz andere Einstellung haben als an dem Tag, an dem Sie dieses Buch erstmals aufschlugen. Sie haben die Gehirnwäsche rückgängig gemacht und die Illusion beseitigt, dass Junkfood Genuss und Trost verschafft. Stattdessen kennen Sie nun die Wahrheit: Junkfood hatte nicht den geringsten Vorteil.

Sie haben begriffen, dass Junkfood kein echter Freund war, der Unterstützung und Genuss brachte, sondern ein Dieb, der Sie bestohlen und geringschätzig behandelt hat.

Sie haben allen Grund zum Feiern. Sie werden sich nun aus einer teuflischen Falle befreien, in der Sie unfrei und unglücklich waren, die Ihre Gesundheit und Ihr Glück gefährdete und dazu führte, dass Sie sich hilflos versklavt fühlten. Mittlerweile haben Sie Ihr Leben wieder im Griff, und Sklaverei und Hilflosigkeit sollten ein für alle Mal vorüber sein. Sie wissen, dass Sie sich befreien können.

Auf diese Leistung dürfen Sie stolz sein – ausnahmslos alle Menschen auf der Welt, die aus emotionalen Gründen essen, würden nur zu gerne mit Ihnen tauschen. Sie werden es uneingeschränkt genießen, dass Sie nichts mehr verheimlichen müssen, sondern Zeit für geliebte Menschen und die Dinge haben, die wirklich Freude machen. Während Sie in der Falle saßen, hatten Sie die wahren Freuden des Lebens aus den Augen verloren. Diesen großen Teil Ihres Daseins werden Sie bald zurückbekommen.

Wenn Sie sich *nicht* so fühlen, wenn Sie Bedenken haben oder an Ihrem Vorhaben zweifeln, haben Sie irgendetwas nicht richtig verstanden und müssen die entsprechenden Stellen erneut lesen, bis Ihnen alles klar ist. Das Codewort VERNÜNFTIG auf der nächsten Seite kann Ihnen helfen, etwaige Lücken zu ermitteln. Außerdem dient es als Gedächtnisstütze und Checkliste.

Gehen Sie die einzelnen Punkte aufmerksam durch und fragen Sie sich:

- Habe ich das verstanden?
- Stimme ich dem zu?
- Halte ich mich daran?

Wenn Sie noch Zweifel haben, lesen Sie die genannten Kapitel erneut.

V VERDRÄNGEN

Versuchen Sie nicht, Gedanken an Junkfood zu unterdrücken. (Siehe Kapitel 17)

E ERSATZSTOFFE

Einschränkung und Ersatzstoffe halten Sie in der Falle. (Siehe Kapitel 15 und 16)

R RATSCHLÄGE

Ignorieren Sie alle Ratschläge, die Easyway widersprechen. (Siehe Kapitel 10).

N NUR EIN MAL

Nur eine einzige Portion Junkfood reicht aus, um wieder in die Falle zu geraten. (Siehe Kapitel 15)

Ü ÜBERZEUGUNG

Zweifeln Sie niemals an Ihrem Entschluss, mit Junkfood Schluss zu machen. (Siehe Kapitel 7)

N NATURGEGEBENE SUCHTANFÄLLIGKEIT
So etwas gibt es nicht. (Siehe Kapitel 9)

F FREUEN SIE SICH!
Sie befreien sich aus der Tyrannei. (Siehe Kapitel 3)

T TRAUER
Trauern Sie Junkfood nicht nach – Sie bringen kein Opfer. (Siehe Kapitel 7)

I ILLUSION
Dass Junkfood Genuss oder Vorteile verschafft, ist nur eine Illusion. (Siehe Kapitel 1)

G GENUSS
Endlich können Sie wieder echte Freuden genießen. (Siehe Kapitel 17 und 19)

Mit Easyway ist das Aufhören nicht schwer. Sie müssen lediglich die Anweisungen befolgen, dann ist Ihnen der Erfolg sicher. Sie haben bereits dafür gesorgt, dass Sie die richtige Denkweise entwickelt haben. Sie sind jetzt offen für Erkenntnisse, die Ihnen früher weit hergeholt erschienen. Jetzt jedoch kennen Sie die Wahrheit.

JUNKFOOD VERSCHAFFT WEDER GENUSS NOCH TROST UND BRINGT IHNEN KEINERLEI VORTEIL. DAS HABEN SIE NUR GEGLAUBT, WEIL SIE EINER GEHIRNWÄSCHE

AUSGESETZT UND SÜCHTIG NACH SCHLECHTEM ZUCKER WAREN.

Sie sind bestens gerüstet, das zu erreichen, was für andere ehemals Süchtige die wichtigste und bedeutsamste Leistung ihres Lebens ist. Wenn Sie förmlich mit den Hufen scharren, weil Sie unbedingt loslegen wollen, ist das wunderbar, aber Sie sollten sich trotzdem noch auf den Rest des Buches konzentrieren.

Wenn Sie allen Punkten auf der VERNÜNFTIG-Checkliste zustimmen und sämtliche Anweisungen befolgt und richtig verstanden haben, sollten Sie die schöne Gewissheit verspüren, dass das große Monster besiegt ist.

Falls Sie noch keinen unglaublichen Augenblick der Offenbarung erlebt haben, machen Sie sich bitte keine Sorgen. Die Erkenntnis stellt sich bei jedem Menschen anders ein – warten Sie nicht darauf. In ein paar Stunden, ein paar Tagen oder in einer Woche wird Ihnen plötzlich ein Licht aufgehen: Sie sind frei. Wichtig ist, dass das große Monster vernichtet wurde. Wenn Sie sich diesbezüglich ganz sicher sind, dann sind Sie bereit für das Ritual des letzten Festmahls. Vielleicht stellen Sie sich die Frage nach dem idealen Zeitpunkt.

DER RICHTIGE ZEITPUNKT

Die Entscheidung für den richtigen Zeitpunkt ist für alle Menschen, die sich von einer Sucht befreien wollen, ein großes Dilemma. In der Regel gibt ein Ereignis den Ausschlag, das in gewisser Hinsicht ein Meilenstein ist. Typischerweise handelt es sich dabei entweder um ein traumatisches Ereignis wie eine besorgniserregende Diagnose oder um einen »besonderen« Tag wie einen Geburtstag oder den Neujahrstag.

Diese »besonderen« Tage haben keinerlei Einfluss auf Ihr Problem, sondern legen lediglich den Termin für Ihren Aufhörversuch fest. Ich bezeichne sie deshalb als »bedeutungslose Tage«. Gegen diese Tage wäre nichts einzuwenden, wenn sie die Erfolgsaussichten steigern würden, doch bedeutungslose Tage sind eher schädlich als nützlich.

Von allen bedeutungslosen Tagen ist Neujahr der beliebteste, da er so offensichtlich das Ende eines Zeitabschnitts und den Beginn eines neuen markiert. Allerdings stehen die Erfolgschancen besonders schlecht, wenn man am Neujahrstag aufhören will. Während der Weihnachtsfeiertage ist unsere Selbstbeherrschung meist sehr gering, sodass wir nach dem Jahreswechsel bereitwillig eine Auszeit einlegen.

Also fassen Sie an Silvester den guten Vorsatz, künftig auf Junkfood zu verzichten, und nach ein paar Tagen fühlen Sie sich gereinigt. Allerdings verlangt das kleine Monster nach seiner gewohnten Dosis. Wenn Sie auf die falsche Methode setzen und nicht durchschauen, dass Ihr Problem nur noch schlimmer wird, wenn Sie wieder Junkfood essen, geben Sie dem kleinen Monster nach.

Bedeutungslose Tage haben zur Folge, dass der schädliche Kreislauf halbherziger Aufhörversuche kein Ende nimmt. Wenn Sie dem Verlangen schließlich nachgeben, empfinden Sie das als Versagen und verstärken damit die

Überzeugung, dass das Aufhören sehr schwierig ist. Süchtige suchen ihr ganzes Leben lang nach Ausreden, um den »gefürchteten Tag« aufzuschieben. Wer auf bedeutungslose Tage setzt, kann sich einreden: »Ich werde aufhören, aber noch nicht heute.«

Wenn Sie diese Zeilen jedoch zufällig an Neujahr oder einem anderen »bedeutungslosen« Tag lesen, ist das kein Problem. Mit Easyway werden Sie *trotz* des Datums aufhören, nicht *wegen* des Datums.

Dann gibt es die Tage, an denen Ihre Welt aus den Fugen gerät und Sie sich deshalb vornehmen, Ihr Leben in den Griff zu bekommen. In derartig stressigen Phasen ist der Einfluss der Sucht allerdings besonders stark, weil Sie sich davon Trost versprechen.

Das ist eine weitere geniale Eigenschaft der Falle:

AN WELCHEM TAG SIE AUCH AUFHÖREN,
ES SCHEINT IMMER DER FALSCHE ZU SEIN.

Einige Süchtige wollen im Jahresurlaub aufhören, weil sie meinen, ohne den Stress durch Arbeit und Alltag und die üblichen Verlockungen werde es ihnen leichterfallen. Dieser Ansatz mag eine Weile funktionieren, sorgt jedoch dafür, dass Zweifel bleiben: »Na gut, bislang komme ich zurecht, aber wie wird es sein, wenn die Arbeit wieder losgeht oder diese große Party ansteht?«

Wenn Sie mit Easyway aufhören, sollten Sie direkt unter Leute gehen und lernen, mit Stress und gesellschaftlichen Anlässen zurechtzukommen. So können Sie sich von Beginn an beweisen, dass Sie selbst in den Situationen, die Sie sich schwierig vorgestellt haben, froh über Ihre neue Freiheit sind.

Wann also ist der beste Zeitpunkt zum Aufhören? Denken Sie an die Analogie mit der Tür aus Kapitel 8 zurück. Wer sich mit Willenskraft aus der Falle der Sucht befreien will, versucht quasi, eine Tür zu öffnen, indem er gegen die Seite mit den Scharnieren drückt und nicht gegen die Seite, die leicht aufschwingt. Wenn Sie bislang vergeblich gegen die falsche Türseite gedrückt hätten und nun feststellten, wie leicht sie sich auf der anderen Seite öffnen lässt, würden Sie damit dann bis Neujahr warten? Oder bis zum nächsten Geburtstag? Oder bis zu Ihrem Urlaub? Oder würden Sie nicht vielmehr sofort zur Tat schreiten?

Verschwenden Sie keine Zeit damit, auf den richtigen Zeitpunkt zum Aufhören zu warten. Es gibt nur eine logische Antwort:

TUN SIE ES JETZT!

Sie haben alles, was Sie zum Aufhören brauchen. Wie eine Sprinterin im Startblock vor dem 100-Meter-Finale bei Olympischen Spielen sind Sie in Topform, um JETZT die größte Leistung Ihres Lebens zu vollbringen! Sie müssen nur noch für die richtige Einstellung sorgen.

Konzentrieren Sie sich auf all das, was Ihnen bevorsteht: ein Leben ohne Sklaverei, Unaufrichtigkeit, Elend, Wut, Täuschungsmanöver, Selbstverachtung und Hilflosigkeit. Sie werden Ihr Geld nicht mehr für Junkfood vergeuden, müssen nichts mehr vertuschen, sich keine Sorgen um Ihre Gesundheit mehr machen, nicht mehr auf echte Genüsse verzichten, nicht mehr unter dem Gefühl leiden, dass Sie gerne aufhören würden, aber einfach nicht widerstehen können. Diese Zeiten sind vorbei, wenn Sie endlich zur Tat schreiten.

Stattdessen können Sie sich auf ein Leben im Licht freuen, mit erhobenem Kopf, in dem Sie offene, ehrliche Beziehungen zu den Menschen in Ihrem Umfeld genießen, über Ihre Zeit und Ihr Geld selbst bestimmen, das Essen wieder genießen und echtes Vergnügen mit echten Freunden erleben wie damals, als Sie noch nicht süchtig waren. Sie werden Ihr wahres ICH wiederentdecken!

Sie werden so viel Elend hinter sich lassen und so viel Glück verspüren, warum sollten Sie also noch warten wollen?

**ACHTE ANWEISUNG:
WARTEN SIE NICHT AUF DEN RICHTIGEN
ZEITPUNKT, MACHEN SIE JETZT SCHLUSS!**

DAS LETZTE FESTMAHL

Zu Beginn unserer Reise hatte ich Sie gebeten, Ihr Essverhalten noch nicht zu ändern. Sie sollten weiter essen wie bisher, bis Sie bereit wären, endgültig damit aufzuhören. Das lag nicht daran, dass Junkfood irgendeinen Vorteil verschafft, sondern daran, dass Süchtige, denen man ihre Droge vorenthält, sich darauf fixieren. Mir war wichtig, dass Sie sich ganz auf meine Methode konzentrieren konnten.

Jetzt sind Sie bereit, den letzten Schritt in die Freiheit zu tun und nicht mehr aus emotionalen Gründen zu essen, sondern sich gesund und zufrieden zu ernähren.

Das Ritual des letzten Festmahls ist aus mehreren Gründen wichtig. Es handelt sich um einen entscheidenden Augenblick in Ihrem Leben und eine der wichtigsten Entscheidungen, die Sie jemals treffen werden. Sie befreien sich aus der Sklaverei und erreichen etwas Wunderbares. Diese Leistung hat eine Zeremonie verdient. Das Ritual schafft eine positive Erinnerung, mit der Sie sich später einmal erneut ins Gedächtnis rufen können, wie gut Sie sich gerade fühlen.

Der wichtigste Zweck des Rituals ist jedoch folgender: Nicht die physischen Entzugserscheinungen machen das Aufhören schwierig, sondern die Zweifel, die Unsicherheit, das Warten auf Heilung. Mit Easyway werden Sie ein glücklicher Mensch mit gesundem Essverhalten, sobald Sie Ihr letztes Festmahl abgeschlossen haben. Die Sucht endet nicht allmählich, sondern zu einem bestimmten Zeitpunkt. Diesen Zeitpunkt müssen Sie erkennen und dürfen ihn niemals vergessen.

Es ist ganz normal, wenn Sie in dieser Phase nervös sind. Ein paar Schmetterlinge im Bauch sind vollkommen in Ordnung und keine Gefahr für Ihre Erfolgsaussichten. Ähnlich wie bei einem Fallschirmsprung wird Ihre Nervosität schnell in Begeisterung umschlagen, wenn Sie erkennen, dass alles, was Sie gelesen haben, wie versprochen funktioniert. Sie werden unglaubliche Freiheit und Freude empfinden.

Jetzt gerade stehen Sie sprungbereit an der Flugzeugtür. Sie verfügen über das Wissen und die Kompetenzen, die nötig sind, damit Sie gleich die beste Erfahrung Ihres Lebens machen. Dass Sie ein wenig nervös sind, ist ganz normal. Gleich werden Sie fliegen.

Es gibt nichts zu befürchten. Anders als bei einem Fallschirmsprung erwarten Sie keinerlei Risiken. Keine Gefahr, aber die beste Belohnung, die man sich vorstellen kann. Sie müssen sich nur noch diesen Augenblick, in dem Sie für immer Schluss mit dem emotionalen Essen machen, genau einprägen.

Führen Sie sich vor Augen, dass Sie nichts »aufgeben«. Wenn Sie alles aufmerksam gelesen und verstanden haben, kommen Sie unweigerlich zu dem Schluss:

JUNKFOOD BEDEUTET WEDER GENUSS NOCH TROST.

MIT EIGENEN WORTEN: PAULINE

Der Augenblick, in dem man erkennt, dass man die Gehirnwäsche rückgängig gemacht und sich aus der Sklaverei des emotionalen Essens befreit hat, ist einfach unglaublich. Das ist, als hätte sich eine Tür geöffnet. Illusionen haben sich in Luft aufgelöst und die Wahrheit hat Einzug gehalten. Easyway ist deshalb so toll, weil man einfach nur die Anweisungen befolgen muss und dadurch alle Skepsis, die man anfangs verspürt haben mag, der Erkenntnis weicht.

Ich habe mich selbst verachtet, hatte dabei aber ständig das Bedürfnis nach Trost. Also habe ich mich gleichzeitig bestraft und belohnt und für beides das gleiche Mittel verwendet: Junkfood. Im Nachhinein erscheint es mir unglaublich, dass ich die offensichtliche Wahrheit nicht erkannt habe, nämlich dass das Essen für meinen Zustand verantwortlich war. Aber so ist das bei einer Sucht.

Easyway hat mich davon befreit und bewirkt, dass ich glücklicher und gesünder bin, als ich mir jemals erträumt hätte, und mein Leben viel besser im Griff habe. Erstaunlicherweise musste ich mich gar nicht bewusst für eine gesündere Ernährung entscheiden, sondern mein Appetit auf Junkfood ist einfach verschwunden, während mir gesunde Nahrung immer besser schmeckte. So einfach war das!

Bald schon werden Sie feierlich schwören, dass Sie niemals wieder Trost oder Genuss bei Junkfood suchen werden. Vorher müssen Sie sich unbedingt klarmachen, dass Junkfood Ihnen keinerlei Genuss oder Trost verschafft und Sie damit keinerlei Opfer bringen.

Genau das werden Sie sich nun selbst beweisen. Ich möchte, dass Sie sich für Ihr letztes Festmahl etwas aussuchen, das Sie kürzlich noch für Ihren Lieblingssnack hielten. Einen Schokoriegel, einen Kuchen, eine Tüte Chips oder eine Packung Kekse, Donuts oder etwas anderes … Sie können frei entscheiden.

Nehmen Sie diesen Snack in die Hand und betrachten Sie ihn sorgfältig. Führen Sie sich vor Augen, welches Elend das Verlangen danach und nach anderen Arten von Junkfood für Sie bedeutet hat und wie hilflos Sie sich fühlten, als Sie in der Falle saßen – aufhören wollten, aber nicht in der Lage waren, sich zu befreien. Denken Sie an das schöne Geld, die vielen Stunden, die Sie darauf verschwendet haben. Und vor allen Dingen machen Sie sich deutlich, dass Sie ständig unglücklich waren, weil Sie einem unerreichbaren Ziel hinterherjagten.

Nun denken Sie an die vielen Vorteile, die Sie erwarten, wenn Sie aufhören. Mehr Zeit, mehr Geld, bessere Gesundheit, größere Selbstachtung, mehr Kontrolle, mehr Freiheit. Malen Sie sich aus, wie schön es sein wird, endlich jede Mahlzeit zu genießen, ohne sich für die eigene Disziplinlosigkeit verachten zu müssen. Stellen Sie sich vor, welche Erleichterung Sie verspüren werden, wenn Sie endlich ohne Täuschungsmanöver und schlechtes Gewissen leben können, und wie befreiend es sein wird, nicht mehr versklavt zu sein.

Betrachten Sie den Snack in Ihrer Hand und nehmen Sie aufmerksam zur Kenntnis, wie er aussieht und riecht. Hat er ein bestimmtes Aroma? Woran erinnert er Sie? Welche Gefühle weckt dieses industriell verarbeitete Nichts in Ihnen? Freuen Sie sich darauf, es zu verspeisen? Oder sieht es ein wenig fad aus?

Gut, dann nehmen Sie jetzt einen Bissen und achten Sie darauf, wie er schmeckt und sich anfühlt. Wie würden Sie den Geschmack beschreiben? Wie verändert sich die Konsistenz, wenn Sie den Bissen im Mund haben? Fühlt er sich angenehm an? Gut, dann schlucken Sie den Bissen hinunter und wiederholen Sie den Vorgang. Essen Sie weiter, bis Sie alles verspeist haben. Wenn Ihnen das schwerfällt, registrieren Sie das Gefühl, nicht weiteressen zu wollen, und führen Sie sich alles vor Augen, was Sie mittlerweile über den Snack, den Sie gerade vor sich haben, wissen und erkannt haben:

- Er verschafft keinen echten Genuss oder Trost.
- Er hilft nicht gegen Stress, Angst oder Einsamkeit, sondern löst diese Gefühle aus.
- Sie haben das früher nur geglaubt, weil Sie einer Gehirnwäsche ausgesetzt waren.

Holen Sie jetzt tief Luft und schwören Sie feierlich, niemals wieder Junkfood zu essen, weil Sie sich davon Trost oder Genuss versprechen. **NIEMALS!** Treffen Sie diese Entscheidung aus vollster Überzeugung, genießen Sie den Augenblick und kosten Sie den Triumph aus. »Hurra! Ich esse nicht mehr aus emotionalen Gründen. Ich bin FREI!«

SOFORTIGE GEWISSHEIT

Sobald Sie Ihr letztes Festmahl beendet und den Schwur abgelegt haben, sind Sie frei. Das Ritual markiert den Beginn Ihres neuen Lebens, das Ende des Teufelskreises der Sucht. Das ist alles. Sie müssen auf nichts warten. Sie können von nun an glücklich und zufrieden essen. Herzlichen Glückwunsch!

Genießen Sie Ihren Sieg. Sie haben eine der größten Leistungen Ihres Lebens vollbracht. Diesen Moment müssen Sie sich unbedingt fest einprägen. Im Augenblick fallen Ihnen zahlreiche überzeugende Gründe für das Aufhören ein, doch Sie sollten sich klarmachen, dass Ihre Entschlossenheit in ein paar Tagen nachlassen wird, wenn der normale Alltag wieder Einzug hält. Die Erinnerung an das Elend des emotionalen Essens wird im Laufe der Tage, Wochen und Jahre verblassen.

Prägen Sie sich deshalb diese Gedanken unauslöschlich ein, damit Ihr Entschluss, niemals wieder Junkfood zu essen, auch dann unerschütterlich bleibt, wenn Sie nicht mehr alle Einzelheiten in Erinnerung haben.

19. Das Leben ohne emotionales Essen genießen

In diesem Kapitel

- Die ersten paar Tage
- Das haben Sie erreicht
- Schlechte Zeiten
- Starten Sie ins Leben

Herzlichen Glückwunsch! Sie sind jetzt bereit für die Zukunft und können die wunderbaren Freuden des Lebens ohne emotionales Essen genießen. Sorgen Sie nur dafür, dass Ihnen klar ist, dass Sie sich in manchen Situationen die wichtigsten Punkte, die Sie gelernt haben, noch einmal in Erinnerung rufen müssen.

Nach Ihrem letzten Festmahl kann es sein, dass das kleine Monster im Todeskampf noch einige Tage quengelt. Dieses Gefühl ist kein Grund zur Sorge, doch Sie sollten auch nicht versuchen, es zu ignorieren. Jetzt, da Sie es durchschauen, können Sie sich dazu beglückwünschen, dass Sie die Kontrolle übernommen haben, und den Tod des kleinen Monsters genießen.

Diese Entzugserscheinungen gelten gemeinhin als

schlimme Qual für alle Süchtigen, insbesondere, wenn sie bereits einen Aufhörversuch mit der Methode Willenskraft hinter sich haben. Sie empfinden sie oft als Qual, weil der Todeskampf des kleinen Monsters bei ihnen das Verlangen nach einem Snack weckt. So entsteht ein innerer Kampf, der die körperlichen Entzugserscheinungen auslöst.

Ohne diesen inneren Kampf ist die Entzugsphase gar kein Problem.

Der Todeskampf ist nicht unerträglicher als ein leichter Juckreiz und bereits nach wenigen Tagen vorbei. Problematisch ist er nur dann, wenn man sich deshalb Sorgen macht oder ihn als Verlangen oder Bedürfnis nach Junkfood interpretiert. Stellen Sie sich einfach vor, wie das kleine Monster in der Wüste nach Nahrung sucht, während Sie über einen Vorrat verfügen. Sie müssen ihm lediglich den Nachschub vorenthalten. So einfach ist das.

Statt »Ich hätte gerne einen Snack, aber ich darf nicht« sollten Sie denken: »Das kleine Monster verlangt nach Nachschub. Wer aus emotionalen Gründen isst, leidet sein ganzes Leben lang darunter. Bei gesundem Essverhalten tritt dieses Gefühl gar nicht auf. Wie gut, dass ich mich jetzt gesund ernähre!« Mit dieser Denkweise werden die Entzugserscheinungen zum Genuss.

Achten Sie unbedingt auf das, was Ihre Sinne Ihnen sagen. Konzentrieren Sie sich auf das Gefühl und machen Sie sich bewusst, dass es keine körperlichen Schmerzen gibt – Unbehagen empfinden Sie nicht deshalb, weil Sie kein Junkfood mehr essen, sondern weil Sie es früher gegessen haben. Machen Sie sich auch klar, dass das Unbehagen nicht verschwinden wird, wenn Sie versuchen, das Gefühl mit dem neuerlichen Konsum von Junkfood zu lindern. Ganz im Gegenteil, so würden Sie dafür sorgen, dass Sie für den Rest Ihres Lebens darunter leiden.

Genießen Sie es, das kleine Monster auszuhungern. Erfreuen Sie sich an seinem Todeskampf. Haben Sie kein schlechtes Gewissen, weil Sie sich über seinen Tod freuen.

SCHLECHTE ZEITEN

Natürlich wird es Tage geben, an denen es Ihnen schwerfällt, das Leben schön zu finden. Das ist völlig normal. Jeder hat Tage, an denen alles, was schiefgehen kann, schiefgeht. Das hat nichts damit zu tun, dass Sie kein Junkfood mehr essen. Vielmehr werden Sie feststellen, dass die schlechten Tage ohne Junkfood seltener werden.

All jene, die mit der Methode Willenskraft aufhören, können durch schlechte Tage zurück in die Falle des emotionalen Essens gelockt werden. Weil sie die Gehirnwäsche nicht durchschauen, werden sie normalen Stress, Reizbarkeit oder Einsamkeit auch lange nach dem Ende der Entzugssymptome als Bedürfnis oder Verlangen nach Junkfood deuten. Allerdings wollen sie nicht schwachwerden, weil das Aufhören für sie sehr anstrengend war, deshalb empfinden sie Verzicht und fühlen sich folglich noch schlechter.

Früher oder später wird ihre Willenskraft nachlassen, sodass sie sich »etwas gönnen«. Sie werden sich einreden, es sei »nur ein einziges Mal«, doch sehr bald hat die Sucht sie wieder im Griff. Lässt ihre Willenskraft dagegen nicht nach, werden sie für den Rest ihres Lebens die Qualen ertragen und sich fragen, wann das Gefühl der Entbehrung endlich ein Ende nimmt.

Vielleicht stellen Sie an schlechten Tagen fest, dass Ihnen der Gedanke an Junkfood in den Sinn kommt. Das sollte Ihnen keine Sorge machen, Sie müssen diesen Gedanken nicht verdrängen. Denken Sie nur an die Elefanten! Man kann das Gehirn nicht dazu zwingen, dass es *nicht* an etwas denkt. Wenn Sie versuchen, *nicht* an Junkfood zu denken, wird der Gedanke Ihnen unablässig zusetzen, sodass Sie frustriert und unglücklich werden.

Der Gedanke an Junkfood bedeutet für Sie keine Gefahr. Wenn Sie kein Verlangen nach solchen Dingen haben, können Sie nach Herzenslust daran denken. Außerdem können Sie sich die wunderbare Wahrheit in Erinnerung rufen. Jemand, der mit Willenskraft aufhören will, denkt: »Ich darf kein Junkfood essen« oder »Ich dachte, ich hätte dieses Verlangen besiegt« – Sie jedoch werden denken: »Wie schön, dass ich mich jetzt gesund ernähre! Ich bin frei!«

Meine vierte Anweisung lautete, niemals an Ihrer Aufhörentscheidung zu zweifeln und diese niemals in Frage zu stellen. Das ist ganz wichtig. Wenn Sie zulassen, dass sich Zweifel regen, erwecken Sie das große Monster wieder zum Leben und sitzen bald erneut in der Falle.

Rechnen Sie mit schlechten Tagen und stellen Sie sich innerlich darauf ein. Sorgen Sie dafür, dass Sie davon nicht überrumpelt werden. Machen Sie sich auf Stress, Reizbarkeit, Traurigkeit, Einsamkeit, Langeweile, Enttäuschung oder Teilnahmslosigkeit gefasst und rufen Sie sich in Erinnerung, dass Sie damit jetzt besser umgehen können als während Ihrer Sucht nach emotionalem Essen. Der Konsum von Junkfood würde Ihre Situation nur noch schlimmer machen.

Verinnerlichen Sie, dass es kein »nur ein einziges Mal« geben kann. Wenn Sie jemals auf diesen Gedanken kommen, denken Sie stattdessen: »Hurra! Ich ernähre mich jetzt gesund! Ich habe mich aus dem Elend befreit.« Der Gedanke wird ganz schnell wieder vergehen, und Ihr Gehirn akzeptiert, dass eine solche Denkweise keine Zukunft hat.

STARTEN SIE INS LEBEN

Mit Easyway lässt sich emotionales Essen nicht nur ohne Qualen überwinden, sondern Sie müssen auch nicht warten, bis das kleine Monster stirbt. Sie können das Leben sofort genießen und sind frei, sobald Sie Ihr letztes Festmahl abgeschlossen und den Schwur abgelegt haben.

ES IST ZEIT, IHR LEBEN ZU LEBEN.

Einerseits befreien Sie sich aus der Sklaverei, andererseits werden Sie die wahren Freuden des Lebens wiederentdecken. Sie erleben eine Win-win-Situation.

Wie alle Süchte nimmt Ihnen auch das emotionale Essen die Fähigkeit, das zu genießen, was Ihnen früher Freude bereitet hat: Lesen, Unterhaltungsprogramme, gesellschaftliche Anlässe, Bewegung, Beziehungen … Weil Sie meinten, nur Ihre kleine Droge könne Ihr Verlangen stillen, waren Sie nie zufrieden. Da Sie jetzt mit Ihrer gesunden Ernährung glücklich sind, können Sie sich an all diesen Dingen wieder erfreuen.

Sie werden feststellen, dass vieles, was Sie früher als langweilig oder gar als Ärgernis empfunden haben, wieder Spaß macht: Zeit mit Ihren Lieben, Spaziergänge, Freunde treffen. Auch die Arbeit wird angenehmer, da Sie sich besser konzentrieren, kreativer denken und leichter mit Stress umgehen können. Das Leben wird unendlich viel einfacher, wenn das emotionale Essen Sie nicht mehr körperlich und geistig in seinem Bann hat.

Vor allen Dingen werden Sie Mahlzeiten wieder genießen. Nahrung wird kein schlechtes Gewissen und keinen Selbsthass mehr auslösen, sondern ein Genuss sein, der Ihnen Energie gibt und Sie satt und glücklich macht. Essen Sie, wenn Sie das Bedürfnis danach haben, und nicht dann, wenn die Monster Sie dazu drängen. Genießen Sie den Geschmack und die Vielfalt nährstoffreicher Nahrung. Genießen Sie es, künftig weder unter dem Völlegefühl und der Trägheit, die sich nach schwer verdaulichem Junkfood einstellen, noch unter Schuldgefühlen zu leiden, weil Sie wieder einmal unkontrolliert Junkfood in sich hineingestopft haben.

Sie wissen ja, Sie sind dazu gemacht, das Essen zu genießen. Jetzt sind Sie endlich dazu in der Lage.

SIE SIND FREI!

20. Nützliche Gedächtnisstützen

Hin und wieder kann es sinnvoll sein, sich einige der Dinge, die Sie gelernt haben, noch einmal in Erinnerung zu rufen. Hier habe ich die wichtigsten Punkte kurz zusammengefasst und liste außerdem sämtliche Anweisungen auf. Wenn Sie diese befolgen, werden Sie sich für den Rest Ihres Lebens gesund ernähren und damit glücklich sein.

Wenn Sie direkt zu dieser Seite vorgeblättert haben, weil Sie auf eine Abkürzung hofften, erwartet Sie leider eine Enttäuschung: So funktioniert das nicht. Sie müssen ganz vorne anfangen und das Buch in der richtigen Reihenfolge lesen. Sobald Sie das getan haben, werden Ihnen die folgenden Erinnerungen vollkommen logisch erscheinen.

- Sie müssen auf nichts warten. Sie befreien sich in dem Augenblick, in dem Sie die Gehirnwäsche rückgängig machen und das große Monster töten. Sobald Sie das Ritual des letzten Festmahls abgeschlossen haben, können Sie das Leben mit gesunder Ernährung genießen. Sie haben dem kleinen Monster den Nachschub gekappt und die Tür zu Ihrem Gefängnis aufgestoßen.

- Akzeptieren Sie, dass es immer gute und schlechte Tage geben wird, aber bedenken Sie, dass Sie ohne Ihre Sucht sowohl körperlich als auch geistig stärker sind und damit gute Zeiten mehr genießen und schlechte Zeiten besser bewältigen können.

- Machen Sie sich klar, dass Ihr Leben eine bedeutende Veränderung erfährt. Wie bei allen großen Veränderungen, auch solchen zum Besseren, kann es einige Zeit dauern, bis sich Geist und Körper daran gewöhnt haben. Machen Sie sich keine Sorgen, wenn Sie sich ein paar Tage lang seltsam oder orientierungslos fühlen. Das ist Teil der wunderbaren Leistung, die Sie mit Ihrer Befreiung vollbracht haben.

- Denken Sie daran, dass Sie nur mit Junkfood Schluss gemacht haben, nicht mit dem Leben. Sie können das Leben nun in vollen Zügen genießen.

- Sie müssen andere Menschen, die aus emotionalen Gründen essen, nicht meiden. Gehen Sie aus, genießen Sie gesellschaftliche Anlässe und zeigen Sie, dass Sie mit verschiedensten Situationen zurechtkommen, ohne die Versuchung zu verspüren, nach Junkfood zu greifen.

- Beneiden Sie andere niemals, wenn diese Junkfood essen. Wenn Sie das miterleben, führen Sie sich vor Augen, dass Sie selbst auf nichts verzichten, die anderen jedoch schon. Diese Leute werden Sie beneiden und wären nur zu gerne genau wie Sie: **FREI**.

- Setzen Sie nicht auf Ersatzstoffe, die in der Entzugsphase helfen sollen. Damit bestärken Sie lediglich den Mythos, dass Aufhören schwer ist. Sie brauchen keinerlei Ersatz, und solche Mittel helfen nicht beim Aufhören.

- Zweifeln Sie niemals an Ihrer Aufhörentscheidung – Sie wissen, dass sie richtig ist. Wenn Ihnen in den Sinn kommt, das Leben ohne Ihre Sucht nach Junkfood könnte weniger schön sein, führen Sie sich vor Augen, wie elend Sie sich fühlten, als das große Monster Sie noch fest im Griff hatte. Wenn Sie der Versuchung Raum geben, bringen Sie sich in eine unmögliche Lage: Sie sind unglücklich, wenn Sie kein Junkfood essen, und noch unglücklicher, wenn Sie es doch tun.

- Sorgen Sie von Anfang an für die richtige Reaktion auf den Gedanken, Sie könnten »nur ein einziges Mal« Junkfood konsumieren. Denken Sie in diesen Situationen: »EIN GLÜCK! Danach habe ich kein Verlangen mehr. Ich bin mit meiner gesunden Ernährung glücklich.« Der Gedanke wird sehr schnell vergehen, und Ihr Gehirn lernt bald, nicht mehr so zu denken.

- Versuchen Sie niemals, *nicht* an den Konsum von Junkfood zu denken. Es ist unmöglich, Gedanken gezielt zu vermeiden. Das wird Sie nur frustrieren und unglücklich machen. Sie können problemlos an Junkfood denken, ohne sich schlecht zu fühlen. Denken Sie nicht

»Ich darf nicht essen« oder »Wann wird das Verlangen endlich verschwinden?«, sondern vielmehr: »Super! Ich bin mit meiner gesunden Ernährung glücklich. Fantastisch! Ich bin frei!«

- Wenn Sie möchten, berichten Sie anderen von Ihrer Leistung. Reden Sie mit denjenigen, die unter Ihrem emotionalen Essen gelitten haben, damit Sie sich gemeinsam über Ihre neue Freiheit freuen können. Wenn Sie das Bedürfnis nach Hilfe, Unterstützung oder Rat haben, erreichen Sie uns unter www.allencarr.de. Wir freuen uns immer über Nachrichten von Menschen, die unsere Bücher gelesen haben, und unterstützen sie gerne mit guten Ratschlägen.

Die Anweisungen

1. BEFOLGEN SIE SÄMTLICHE ANWEISUNGEN!
2. SEIEN SIE AUFGESCHLOSSEN!
3. STARTEN SIE VOLLER VORFREUDE!
4. ZWEIFELN SIE NIEMALS AN IHRER AUFHÖRENTSCHEIDUNG!
5. IGNORIEREN SIE SÄMTLICHE RATSCHLÄGE UND EINFLÜSSE, DIE EASYWAY WIDERSPRECHEN!
6. ESSEN SIE NUR, WENN SIE HUNGRIG SIND!
7. VERSUCHEN SIE NIE WIEDER, SICH MIT NAHRUNG ZU TRÖSTEN!
8. WARTEN SIE NICHT AUF DEN RICHTIGEN ZEITPUNKT, MACHEN SIE JETZT SCHLUSS!

»HURRA! – ICH BIN FREI!«

REGISTER

Werden Sie Teil der Allen-Carr-Community

Rund um die Welt gibt es Allen-Carr's-Easyway-Kliniken/Zentren. Allen Carr ist nun in 150 Städten in 45 Ländern vertreten. Diese Entwicklung wurde von uns nicht aktiv vorangetrieben: Vormalige Raucher waren einfach so beeindruckt von der Methode, dass sie mit Easyway in Kontakt traten, um Allen Carr auch in ihrer Region erreichbar zu machen.

Wenn Sie diesem Beispiel folgen möchten, können Sie gerne mit uns in Verbindung treten, um mehr über das Franchise zu erfahren. Eine E-Mail an join-us@allencarr.com (mit Ihrem vollen Namen, Ihrer Adresse und dem Gebiet, für das Sie sich interessieren) genügt.

UNTERSTÜTZEN SIE UNS!

Nein, wir wollen keine Spenden!

Sie haben etwas Großartiges erreicht. Es erfüllt uns jedes Mal mit Begeisterung, wenn es wieder jemand geschafft hat, die Sucht hinter sich zu lassen. Deshalb würden wir uns freuen, wenn wir von Ihnen hören würden, dass

Sie sich von der Sklavenherrschaft Ihrer Süchte befreit haben. Besuchen Sie deshalb gerne unsere Website, auf der Sie uns von Ihrem Erfolg berichten und dabei andere inspirieren können. Außerdem erhalten Sie Informationen darüber, wie Sie diesen Erfolg weiter verbreiten können:

www.allencarr.com/fanzone

Sie können uns auch auf Facebook erreichen:
www.facebook.com/AllenCarr

Zusammen können wir Allen Carrs Ziel erreichen, die Welt von Süchten zu befreien.

DIE ALLEN-CARR'S-EASYWAY-ZENTREN

Allen Carr's Easyway International

Internationale Website: www.allencarr.com

Auf der folgenden Liste sind die Länder aufgeführt, in denen zum Zeitpunkt der Drucklegung Allen-Carr's-Easyway-Zentren betrieben werden.
Aktuelle Neueröffnungen finden Sie auf der Website www.allen-carr.de.
Die dreimonatige Geld-zurück-Garantie zeigt, dass die Erfolgsquote in den Zentren bei über 90 Prozent liegt. Einige Zentren bieten auch Seminare zu Problemen mit Übergewicht, Alkohol oder anderen Drogen an. Genauere Einzelheiten erfahren Sie in einem Zentrum in Ihrer Nähe, das Sie in der nachfolgenden Liste finden.
In unseren Seminaren fällt es Ihnen mit der Easyway-Methode garantiert leicht, Ihr Problem zu lösen – wenn nicht, bekommen Sie Ihr Geld zurück.

Allen Carr's Easyway – weltweit
> *John Dicey, Colleen Dwyer, Crispin Hay, Emma Hudson, Rob Fielding, Sam Kelser, Sam Cleary*
Park House, 14 Pepys Road, Raynes Park, London SW20 8NH
Tel.: +44 (0)208 944 7761
Fax: +44 (0)20 8944 8619
E-Mail: mail@allencarr.com
Website: www.allencarr.com

Pressebüro
> *John Dicey*
Tel.: +44 (0) 7970 88 44 52
E-Mail: media@allencarr.com

AUSTRALIEN
New South Wales, A.C.T., Queensland, Northern Territory, Victoria
> *Natalie Clays*
Tel. & Fax: 1300 848 028
E-Mail: natalie@allencarr.com.au

Südaustralien – Adelaide
> *Jaime Reed*
Tel.: 1300 848 028
E-Mail: sa@allencarr.au

Westaustralien – Perth
> *Dianne Fisher*
Tel.: 1300 55 78 01
E-Mail: wa@allencarr.com.au

BELGIEN
Antwerpen
> *Dirk Nielandt*
Tel.: +32 (0) 3 281 6255
Fax: +32 (0)3 744 0608
E-Mail: info@allencarr.be

BRASILIEN
São Paulo
> *Alberto Steinberg, Lilian Brunstein*
Tel. Lilian: +55 11 99456-0153
Tel. Alberto: +55 11 99325-6514
E-Mail: contato@easywaysp.com.br

BULGARIEN
> *Rumyana Kostadinova*
Tel.: 0800 14104 / +359 899 889 907
E-Mail: rk@nepushaveche.com

CHILE
> *Claudia Sarmiento*
Tel.: +56 2 4744587
E-Mail: contacto@allencarr.cl

DÄNEMARK
> *Mette Fonss*
Tel.: +45 7026 7711
E-Mail: mette@easyway.dk

DEUTSCHLAND
> *Erich Kellermann & Team*
Tel.: +49 (0)8031 90190-0
Freephone: 0800 07282436
E-Mail: info@allen-carr.de

ESTLAND
> *Henry Jakobson*
Tel.: +372 733 0044
E-Mail: info@allencarr.ee

FINNLAND
> *Janne Ström*
Tel.: 045 3544099
E-Mail: info@allencarr.fi

FRANKREICH
Freephone: 0800 386387
Tel.: 04 9133 5455
E-Mail: info@allencarr.fr

GRIECHENLAND
> *Panos Tzouras*
Tel.: +30 210 522 4087
E-Mail: panos@allencarr.gr

GROSSBRITANNIEN
Freephone: 0800 389 2115

Cambridge, Milton Keynes, Oxford, Stevenage, Watford
> *Emma Hudson, Sam Kelser*
Tel.: 020 8944 7761
E-Mail: mail@allencarr.com

Belfast (Nordirland), Cumbria
> *Mark Keen*
Tel.: 0800 077 6187
E-Mail: mark@easywaycumbria.co.uk

Birmingham
> *John Dicey, Colleen Dwyer, Crispin Hay, Rob Fielding*
Tel. & Fax: 0121 423 1227
E-Mail: info@allencarr.com

Brighton, Reading, Southampton, Staines/Heathrow
> *John Dicey, Colleen Dwyer, Emma Hudson*
Tel.: 0800 028 7257
E-Mail: info@allencarr.com

Brentwood, Bristol, Swindon, Kent
> *John Dicey, Colleen Dwyer, Emma Hudson, Sam Kelser*
Tel.: 0800 028 7257
E-Mail: mail@allencarr.com

Coventry, Leicester, Lincoln
> *Rob Fielding*
Tel.: 0800 321 3007
E-Mail: info@easywaycoventry.co.uk, info@easywayleicester.co.uk

Crewe, Derby, Nottingham, Shrewsbury, Stoke, Telford
> *Debbie Brewer-West*
Tel.: 01270 664 176
E-Mail: debbie@easyway2stopsmoking.co.uk

Guernsey, Isle of Man, Jersey, Lancashire, Southport
> *Mark Keen*
Tel.: 0800 077 6187
E-Mail: mark@easywaylancashire.co.uk

Leeds, Liverpool, Manchester, Newcastle/North East
> *Mark Keen*
Tel.: 0800 077 6187
E-Mail: mark@easywayyorkshire.co.uk, mark@easywayliverpool.co.uk, mark@easywaymanchester.com, mark@easywaynortheast.co.uk

Edinburgh, Glasgow (Schottland)
> *Paul Melvin, Jim McCreadie*
Tel.: +44 (0)131 449 7858
E-Mail: info@easywayscotland.co.uk

Manchester – Alkoholtherapie
> *Mike Connolly*
Tel.: 07936 712942
E-Mail: info@stopdrinkingnorth.co.uk

London, Surrey
> *John Dicey, Colleen Dwyer, Crispin Hay, Emma Hudson, Rob Fielding, Sam Kelser*
Park House, 14 Pepys Road, Raynes Park, London SW20 8NH
Tel.: 020 8944 7761
Fax: 020 8944 8619
E-Mail: mail@allencarr.com

Sheffield
> *Joseph Spencer*
Tel.: 01924 830768
E-Mail: joseph@easywaysheffield.co.uk

GUATEMALA
> *Michelle Binford*
Tel.: +502 2362 0000
E-Mail: bienvenid@dejedefumarfacil.com

HONGKONG
E-Mail: info@easywayhongkong.com

INDIEN
Bangalore, Chennai
> *Suresh Shottam*
Tel.: 080 41603838
E-Mail: info@easywaytostopsmoking.co.in

IRLAND
Dublin, Cork
> *Brenda Sweeney & Team*
Tel.: +353 (0)1 499 9010
E-Mail: info@allencarr.ie

ISLAND
Reykjavik
> *Petur Einarsson*
Tel.: +354 588 7060
E-Mail: easyway@easyway.is

ISRAEL
> *Ramy Romanovsky, Orit Rozen*
Tel.: 03 6212525
E-Mail: info@allencarr.co.il

ITALIEN
> *Francesca Cesati & Team*
Tel. & Fax: 02 7060 2438
E-Mail: info@easywayitalia.com

JAPAN
www.allencarr.com

KANADA
Montréal/Toronto/Vancouver
> *Damian O'Hara (Englisch) / Rejean Belanger (Französisch)*
Freephone: +1 866 666 4299
Tel.: +1 905 849 7736
E-Mail: info@theeasywaytostopsmoking.com

KOLUMBIEN
> *Felipe Sanint Echeverri*
Tel.: +57 3158681043
E-Mail: info@nomascigarillos.com

LIBANON
> *Sadek El-Assaad*
Mobil: +961 76 789555
E-Mail: stopsmoking@allencarreasyway.me

LITAUEN
> *Evaldas Zvirblis*
Tel.: +370 694 29591
E-Mail: info@mestirukyti.eu

MAURITIUS
> *Heidi Hoareau*
Tel.: +230 5727 5103
E-Mail: info@allencarr.mu

MEXIKO
> *Jorge Davo, Mario Campuzano Otero*
Tel.: +52 55 2623 0631
E-Mail: info@allencarr-mexico.com

NEUSEELAND
Auckland
> *Vickie Macrae*
Tel.: 09 817 5396
E-Mail: vickie@easywaynz.co.nz

Dunedin, Invercargill
> *Debbie Kinder*
Tel.: 027 4139 381
E-Mail: easywaysouth@icloud.com

NIEDERLANDE
Allen Carr's Easyway «stoppen met roken"
Tel.: +31 53 478 43 62 / +31 900 786 77 37
E-Mail: info@allencarr.nl

NORWEGEN
Oslo
> *René Adde*
Tel.: +47 93 20 09 11
E-Mail: post@easyway-norge.no

ÖSTERREICH
> *Erich Kellermann & Team*
Tel.: +43 (0)3512 44755
Freephone: 0800 728 2436
E-Mail: info@allen-carr.at

PERU
Lima
> *Luis Loranca*
Tel.: +511 637 7310
E-Mail: lloranca@dejardefumaraltoque.com

POLEN
> *Anna Kabat*
Tel.: +48 (0)22 621 3611
E-Mail: info@allen-carr.pl

PORTUGAL
Porto
> *Ria Slof*
Tel.: +351 22 995 8698
E-Mail: info@comodeixardefumar.com

RUMÄNIEN
> *Diana Vasiliu*
Tel.: +40 (0)7321 3 8383
E-Mail: raspunsuri@allencarr.ro

RUSSLAND
Krim, Simferopol
> *Yuri Zhvakolyuk*
Tel.: +38 095 781 8180
E-Mail: zhvakolyuk@gmail.com

Moskau
> *Alexander Fomin*
Tel.: +7 495 644 64 26
E-Mail: info@allencarr.ru

St. Petersburg
www.allencarr.com

SCHWEDEN
> *Nina Ljungqvist, Renée Johansson*
Tel.: +46 70 695 6850
E-Mail: info@easyway.se

SCHWEIZ
> *Cyrill Argast & Team*
Freephone: 0800 728 2436
Tel.: +41 (0)52 383 3773
Fax: +41 (0)52 383 3774
Tel. (rom. & ital.): 0800 386 387
E-Mail: info@allen-carr.ch

SERBIEN
Belgrad
Tel.: 011 308 8686
E-Mail: office@allencarr.co.rs

SINGAPUR
> *Pam Oei*
Tel.: +65 6329 9660
E-Mail: pam@allencarr.com.sg

SLOWAKEI
> *Peter Sánta*
Tel.: +421 233 04 69 92
E-Mail: peter.santa@allencarr.sk

SLOWENIEN
> *Gregor Server*
Tel.: +386 (0)40 77 61 77
E-Mail: easyway@easyway.si

SÜDAFRIKA
Helpline: 0861 100 200
15 Draper Square, Draper St, Claremont 7708
Kapstadt
> *Dr. Charles Nel, Malcolm Robinson & Team*
Tel.: 021 851 5883
Mobile: 083 600 5555
E-Mail: easyway@allencarr.co.za

SÜDKOREA
Seoul
> *Yousung Cha*
Tel.: +82 (0)70 4227 1862
E-Mail: master@allencarr.co.kr

TSCHECHIEN
> *Dagmar Janecková*
Tel.: +420 234 261 787
E-Mail: dagmar.janeckova@allencarr.cz

TÜRKEI
> *Emre Ustunucar*
Tel.: +90 212 358 5307
E-Mail: info@allencarrturkiye.com

UKRAINE
Kiew
> *Kirill Stekhin*
Tel.: +38 044 353 2934
E-Mail: kirill@allencarr.kiev.ua

UNGARN
> *Gabor Szasz*
Tel.: +36 06 80 624 426 / +36 20 580 9244
E-Mail: szasz.gabor@allencarr.hu

USA
> *Damian O'Hara, Colleen Curran, David Skeist*
Freephone: +1 866 666 4299
Tel.: 212 – 330 9194
E-Mail: info@theeasywaytostopsmoking.com
1133 Broadway, Suite 706, New York, NY 10010

Milwaukee (und South Wisconsin)
> *Wayne Spaulding*
Tel.: +1 262 770 1260
E-Mail: wayne@easywaywisconsin.com

New Jersey – eröffnet 2018
www.allencarr.com

VEREINIGTE ARABISCHE EMIRATE
Dubai, Abu Dhabi
> *Sadek El-Assaad*
Tel.: +971 56 693 4000
E-Mail: iwanttoquit@allencarreasyway.me